全国中医药专业技术资格考试通关系列

全科医学（中医类）专业（中级）通关要卷

全国中医药专业技术资格考试命题研究组　编

全国百佳图书出版单位
中国中医药出版社
·北 京·

图书在版编目（CIP）数据

全科医学（中医类）专业（中级）通关要卷 / 全国
中医药专业技术资格考试命题研究组编. -- 北京 : 中国
中医药出版社, 2025.8. -- (全国中医药专业技术资格
考试通关系列).

ISBN 978-7-5132-9508-6

Ⅰ. R2-44

中国国家版本馆 CIP 数据核字第 2025LC4136 号

中国中医药出版社出版

北京经济技术开发区科创十三街 31 号院二区 8 号楼

邮政编码　100176

传真　010-64405721

三河市同力彩印有限公司印刷

各地新华书店经销

开本 787×1092　1/16　印张 8.5　字数 218 千字

2025 年 8 月第 1 版　2025 年 8 月第 1 次印刷

书号　ISBN 978-7-5132-9508-6

定价　52.00 元

网址　www.cptcm.com

服 务 热 线　010-64405510

购 书 热 线　010-89535836

维 权 打 假　010-64405753

微信服务号　zgzyycbs

微商城网址　https://kdt.im/LIdUGr

官 方 微 博　http://e.weibo.com/cptcm

天猫旗舰店网址　https://zgzyycbs.tmall.com

如有印装质量问题请与本社出版部联系（010-64405510）

使用说明

为进一步贯彻人力资源和社会保障部、国家卫生健康委员会及国家中医药管理局关于全国卫生专业技术资格考试的有关精神，进一步落实中医药专业技术资格考试的目标要求，国家中医药管理局人事教育司委托国家中医药管理局中医师资格认证中心颁布了最新版《全国中医药专业技术资格考试大纲》。

为了配合新大纲的实施，帮助考生顺利通过考试，我们组织高等中医药院校相关学科的优秀教师团队，依据新大纲编写了相应的《全国中医药专业技术资格考试通关系列》丛书。

本书含 3 套标准试卷，按照最新版大纲的要求编写，根据历年真卷筛选出易考易错题，通过对历年真卷考点分布的严格测算进行设计，力求让考生感受最真实的全国中医药专业技术资格考试命题环境，使考生在备考时和临考前能够全面了解自身对知识的掌握情况，做到查缺补漏、有的放矢。同时，这套试卷供考生考前自测，通过练习熟悉考试形式、掌握考试节奏、适应考试题量、巩固薄弱环节，确保考试顺利通过。

目　录

全国中医药专业技术资格考试

全科医学（中医类）专业（中级）通关要卷（一）

考试日期： 年 月 日

考生姓名：＿＿＿＿＿＿＿

准考证号：＿＿＿＿＿＿＿

考 点：＿＿＿＿＿＿＿

考 场 号：＿＿＿＿＿＿＿

一、A1 型题

1. 下列可用阴阳转化来解释的是
   A. 阳虚则寒
   B. 重阴必阳
   C. 寒者热之
   D. 阴损及阳
   E. 阴盛则阳病

2. 下列不属于瘀血致病临床表现的是
   A. 唇甲色淡
   B. 肌肤甲错
   C. 刺痛拒按
   D. 出血,紫绀
   E. 肿块固定

3. 五行中木的"所不胜"是
   A. 水
   B. 木
   C. 土
   D. 金
   E. 火

4. 喜润恶燥的脏器是
   A. 脾
   B. 胃
   C. 肾
   D. 心
   E. 肝

5. 具有"泌别清浊"功能的脏腑是
   A. 小肠
   B. 大肠
   C. 胃
   D. 肾
   E. 膀胱

6. 活动力极强、流动很迅速的气是
   A. 卫气
   B. 营气
   C. 元气
   D. 宗气
   E. 清气

7. "吐下之余,定无完气"的依据是
   A. 气随血脱
   B. 气随津脱
   C. 血和津液
   D. 气和脏腑
   E. 气能生血

8. 足太阳膀胱经与足少阴肾经相交的部位是
   A. 手小指端
   B. 足小趾端
   C. 手无名指端
   D. 手大指端
   E. 足大趾端

9. 十二经脉的功能活动反映于体表的部位是
   A. 孙络
   B. 十二经筋
   C. 十二皮部
   D. 十五别络
   E. 浮络

10. 湿邪致病往往缠绵难愈,是由于
    A. 湿为阴邪
    B. 湿阻气机
    C. 湿性黏滞
    D. 湿性趋下
    E. 湿伤阳气

11. 性质"重浊"的邪气是
    A. 寒邪
    B. 暑邪
    C. 燥邪
    D. 火邪
    E. 湿邪

12. 与"寒从中生"关系最密切的两个脏是
    A. 心、肺
    B. 心、肾
    C. 脾、肾
    D. 肝、肾
    E. 心、脾

13. "阳胜则阴病"表现为
    A. 实寒
    B. 虚寒
    C. 虚热
    D. 实热
    E. 虚实寒热错杂

14. "用热远热"的含义是
    A. 阳盛之人,慎用温热药物
    B. 原有内热,复感外寒之人,慎用温热药物
    C. 阴虚之人,慎用温热药物
    D. 南方炎热,慎用温热药物
    E. 夏季炎热,慎用温热药物

15. 了解家庭客观资料的最佳工具是
    A. ECO – MAP 图
    B. 家庭关怀度指数
    C. 家系图
    D. 家庭圈
    E. McMaster 家庭评估模式

16. 核心家庭的特征不包括
    A. 家庭内部资源的可用性大
    B. 规模小
    C. 成员之间的关系较单纯
    D. 结构简单
    E. 相对容易达成一致意见

17. 预防并发症和伤残工作属于
    A. 一级预防
    B. 二级预防
    C. 三级预防
    D. 四级预防
    E. 综合预防

18. 反映某暴露因素与疾病关联强度的最好指标是
    A. 人群归因危险度
    B. 全人群该病的发病率
    C. 该因素的流行率
    D. 相对危险度
    E. 归因危险度

19. 实验流行病学的基本特征不包括
    A. 随机
    B. 对照
    C. 前瞻
    D. 匹配
    E. 干预

20. 效果评价常用方法有同一人群不同时期的前后对照法和不同地区不同人群的
    A. 横向比较
    B. 纵向比较
    C. 先后比较
    D. 前后比较
    E. 纵横比较

21. 下列属于一级预防的是
    A. 孕期妇女补充叶酸
    B. 高血压患者的早期诊断
    C. 糖尿病患者的筛检
    D. 乳腺癌的筛检
    E. 慢性阻塞性肺疾病患者的康复护理指导

22. 杜仲与续断均具有的功效是
    A. 行血脉
    B. 止呕吐
    C. 逐寒湿
    D. 补肝肾
    E. 定喘咳

23. 内服能清热泻火、除烦止渴,煅用能敛疮生肌、收湿、止血的药物是
    A. 石膏
    B. 知母
    C. 栀子
    D. 芦根
    E. 竹叶

24. 既可以清肝,又能杀虫的药物是
    A. 番泻叶
    B. 芦荟
    C. 甘遂
    D. 芫花
    E. 牵牛子

25. 防己具有的功效是
    A. 祛风湿,止痛,安胎
    B. 祛风湿,舒经络,解表
    C. 祛风湿,消骨鲠,解暑
    D. 祛风湿,止痛,化湿和胃
    E. 祛风湿,止痛,利水消肿

26. 具有化湿解暑功效的药物是
    A. 苍术
    B. 佩兰
    C. 豆蔻
    D. 砂仁
    E. 草豆蔻

27. 茵陈具有的功效是
    A. 利水渗湿,安神
    B. 清利湿热,解毒
    C. 利水渗湿,除痹
    D. 利水通淋,祛风湿
    E. 清利湿热,利胆退黄

28. 陈皮具有的功效是
    A. 疏肝解郁,化湿止呕
    B. 温肺化痰,行气止痛
    C. 理气健脾,燥湿化痰
    D. 理气调中,温肾纳气
    E. 温经散寒,行气活血

29. 既能消食和胃,又能发散风寒的药物是
    A. 紫苏
    B. 藿香
    C. 山楂
    D. 陈皮
    E. 神曲

30. 既能杀虫消积,又能行气利水截疟的药物是
    A. 槟榔
    B. 大腹皮
    C. 苦楝皮
    D. 南瓜子
    E. 川楝子

31. 既能化瘀止血,又能活血定痛的药物是
    A. 仙鹤草
    B. 白及
    C. 三七
    D. 大蓟
    E. 槐角

32. 不具有清热化痰功效的药物是
    A. 海藻
    B. 竹沥
    C. 瓜蒌
    D. 昆布
    E. 天南星

33. 能"行血中气滞,气中血滞,专治一身上下诸痛"的药物是
    A. 羌活
    B. 延胡索
    C. 白芷
    D. 郁金
    E. 川芎

34. 麝香内服的用量是
    A. 0.03 ~ 0.1g
    B. 0.3 ~ 0.6g
    C. 0.1 ~ 0.2g
    D. 0.002 ~ 0.004g
    E. 0.001 ~ 0.003g

35. 外用解毒杀虫疗疮,内服补火助阳通便的药物是
    A. 雄黄
    B. 肉苁蓉
    C. 硫黄
    D. 白矾
    E. 蛇床子

36. 下列各项,不属于和法范畴的是
    A. 表里双解
    B. 调和营卫
    C. 消食和胃
    D. 分消上下
    E. 透达膜原

37. 《温病条辨》所称"辛凉平剂"指的是
    A. 银翘散
    B. 桑菊饮
    C. 桑杏汤
    D. 参苏饮
    E. 白虎汤

38. 济川煎组成中含有的药物是
    A. 牛膝、枳壳
    B. 升麻、枳实
    C. 泽泻、枳实
    D. 大黄、当归
    E. 大黄、肉苁蓉

39. 不属于半夏泻心汤主治证候的是
    A. 心下痞
    B. 但痛不满
    C. 但满而不痛
    D. 呕吐
    E. 肠鸣

40. 吴茱萸汤的功用是
    A. 温中补虚,降逆止痛
    B. 温补气血,缓急止痛
    C. 温中补虚,和里缓急
    D. 温中补气,和里缓急
    E. 温中补虚,降逆止呕

41. 补中益气汤中配伍黄芪的用意是
    A. 补气固表
    B. 补气升阳
    C. 补气生血
    D. 补气行水
    E. 补气活血

42. 固冲汤组成中含有的药物是
    A. 生黄芪、煅牡蛎
    B. 炙黄芪、海螵蛸
    C. 五味子、山萸肉
    D. 生龙骨、炒白术
    E. 炒白芍、棕榈炭

43. 酸枣仁汤的功用是
    A. 养心安神,滋阴补肾
    B. 补肾宁心,益智安神
    C. 养血安神,清热除烦
    D. 养心安神,和中缓急
    E. 滋阴清热,养血安神

44.紫雪的主治病证是
  A.热闭内陷心包证
  B.痰热内闭心包证
  C.热盛动风证
  D.暑令时疫
  E.暑秽

45.定喘汤与苏子降气汤两方组成中均含有的药物是
  A.苏子、甘草
  B.苏子、杏仁
  C.厚朴、杏仁
  D.半夏、黄芩
  E.当归、甘草

46.主治脾阳虚便血的方剂是
  A.黄土汤
  B.归脾汤
  C.槐花散
  D.四君子汤
  E.补中益气汤

47.功用为祛风化痰、通络止痉的方剂是
  A.牵正散
  B.大秦艽汤

  C.小活络丹
  D.独活寄生汤
  E.羌活胜湿汤

48.八正散的功用是
  A.清热化湿,理气和中
  B.利湿化浊,清热解毒
  C.清热凉血,利水通淋
  D.清热泻火,利水通淋
  E.利湿清热,疏风止痛

49.方药配伍寓有"火郁发之"之意的方剂是
  A.清胃散
  B.玉女煎
  C.白虎汤
  D.清营汤
  E.犀角地黄汤

50.苏子降气汤中配伍当归和肉桂的意义是
  A.温肾纳气
  B.养血补肝
  C.温补下虚
  D.祛痰止咳
  E.温肾祛寒

二、B1 型题

答题说明

以下提供若干组考题,每组考题共用在考题前列出的 A、B、C、D、E 五个备选答案,请从中选择一个与问题关系最密切的答案。某个备选答案可能被选择一次、多次或不被选择。

(51~52 题共用备选答案)
  A.脾
  B.肝
  C.肺
  D.心
  E.肾
51.具有"统摄血液"功能的脏是
52.被称为"气血生化之源"的脏是

(53~54 题共用备选答案)
  A.因时制宜
  B.因人制宜
  C.标本兼治
  D.审因论治
  E.因地制宜
53.结合患者年龄、性别、体质、生活习惯等确定的治则治法所属的是

54. 结合不同季节气候特点确定的治则治法所属的是

（55～56 题共用备选答案）

A. 风邪

B. 寒邪

C. 湿邪

D. 燥邪

E. 火邪

55. 易于耗气伤津的邪气是

56. 易于阻遏气机的邪气是

（57～58 题共用备选答案）

A. 推动作用

B. 温煦作用

C. 防御作用

D. 营养作用

E. 气化作用

57. 精血转化依赖气的

58. 津液运行依赖气的

（59～60 题共用备选答案）

A. 心与肺

B. 心与脾

C. 心与肾

D. 肝与脾

E. 肝与肾

59. "水火既济"指的两脏是

60. "乙癸同源"指的两脏是

（61～62 题共用备选答案）

A. 阴盛则寒

B. 阴损及阳

C. 阳盛格阴

D. 阳虚则寒

E. 阴盛格阳

61. 邪热内盛,反见寒象的病机是

62. 阴寒内盛,反见热象的病机是

（63～64 题共用备选答案）

A. 基本健康行为

B. 疾病行为

C. 不良行为

D. 违规行为

E. 保健行为

63. 酗酒属于

64. 合理规律的体育锻炼属于

（65～66 题共用备选答案）

A. 生存率

B. 婴儿死亡率

C. 发病率

D. 治愈率

E. 患病率

65. 评价远期疗效常用的指标是

66. 某时点内受检人群中流行某种疾病的频率是

（67～68 题共用备选答案）

A. 诊断试验

B. 队列研究

C. 筛检

D. 病例对照研究

E. 现况研究

67. 由果追因的研究属于

68. 由因到果的研究属于

（69～70 题共用备选答案）

A. 回忆偏倚

B. 失访偏倚

C. 入院率偏倚

D. 检出证候偏倚

E. 现患病例 - 新病例偏倚

69. 进行一次生活习惯与大肠癌关系的病例对照研究,最常见的偏倚是

70. 开展以医院为基础的病例对照研究,最常见的偏倚是

（71～72题共用备选答案）

A. 现患调查

B. 病例对照研究

C. 观察某种药物治疗的疗效

D. 将调查数据建立流行病学数学模型

E. 基础实验室检查

71. 属于理论流行病学研究方法的是

72. 属于描述流行病学研究方法的是

（73～74题共用备选答案）

A. 贝壳、甲壳、化石及多种矿物药

B. 芳香类药物

C. 某些粉末状及细小的植物种子

D. 较贵重的药物

E. 胶质的药物

73. 入汤剂宜先煎的药物是

74. 入汤剂宜布包煎的药物是

（75～76题共用备选答案）

A. 疏散风热，清利头目，利咽透疹，疏肝行气

B. 疏散风热，息风止痉

C. 疏散风热，清热解毒，平肝明目

D. 疏散风热，升阳透疹

E. 疏散风热，清热解毒

75. 菊花具有的功效是

76. 薄荷具有的功效是

（77～78题共用备选答案）

A. 甘遂

B. 芫花

C. 巴豆

D. 牵牛子

E. 番泻叶

77. 具有泻水逐饮、消肿散结功效的药物是

78. 具有泻水逐饮、祛痰止咳功效的药物是

（79～80题共用备选答案）

A. 木通

B. 石韦

C. 金钱草

D. 萆薢

E. 茵陈

79. 善于治疗砂淋、石淋的药物是

80. 善于治疗血淋的药物是

（81～82题共用备选答案）

A. 温肺化痰，利气，散结消肿

B. 化痰止咳，和胃降逆

C. 消痰行水，降气止呕

D. 降气祛痰，宣散风热

E. 祛风痰，止痉，止痛，解毒散结

81. 白芥子具有的功效是

82. 白附子具有的功效是

（83～84题共用备选答案）

A. 补肝肾，行血脉，续筋骨，安胎止漏

B. 祛风湿，补肝肾，强筋骨，安胎

C. 祛风湿，强筋骨，利水消肿

D. 补肝肾，强筋骨，安胎

E. 补肝肾，强筋骨，祛风湿

83. 杜仲具有的功效是

84. 续断具有的功效是

（85～86题共用备选答案）

A. 风湿痹痛

B. 湿热黄疸

C. 血虚失眠

D. 肾虚腰痛

E. 肠燥便秘

85. 川芎可用于治疗的病证是

86. 郁金可用于治疗的病证是

（87～88题共用备选答案）

A. 六味地黄丸

B. 金匮肾气丸

C. 杞菊地黄丸

D. 七味都气丸

E.知柏地黄丸

87.症见眩晕、耳鸣、羞光流泪、视物昏花,宜选用

88.症见腰膝酸软、水肿、小便不利及畏寒肢冷,宜选用

(89~90题共用备选答案)
A.砂仁
B.薏苡仁
C.莲子肉
D.白扁豆
E.白蔻仁

89.参苓白术散中无

90.香薷散中有

(91~92题共用备选答案)
A.理中丸
B.四神丸
C.四君子汤
D.补中益气汤
E.真人养脏汤

91.治疗脾肾虚寒之久泻久痢宜选用

92.脾肾阳虚之五更泄泻宜选用

(93~94题共用备选答案)
A.水湿内盛,膀胱气化不利
B.下焦虚寒,湿浊不化
C.中阳不足,痰饮不化
D.寒湿下侵,聚肾为著
E.脾肾阳虚,水气泛溢

93.苓桂术甘汤主治证候的病机特点是

94.真武汤主治证候的病机特点是

(95~96题共用备选答案)
A.湿痰证
B.热痰证
C.燥痰证
D.风痰证
E.寒痰证

95.二陈汤的主治证是

96.贝母瓜蒌散的主治证是

(97~98题共用备选答案)
A.疏肝解郁,行气止痛
B.行气散结,降逆化痰
C.通阳散结,下气祛痰
D.行气疏肝,祛寒止痛
E.疏肝泄热,活血止痛

97.半夏厚朴汤的功用是

98.枳实薤白桂枝汤的功用是

(99~100题共用备选答案)
A.甘草
B.栀子
C.通草
D.滑石
E.车前子

99.八正散与甘露消毒丹组成中均含有的药物是

100.八正散与茵陈蒿汤组成中均含有的药物是

一、A1 型题

答题说明

以下每一道考题下面有 A、B、C、D、E 五个备选答案,请从中选择一个最佳答案。

---

1. 肝气郁结证患者的闻诊特点多为
   A. 少气
   B. 呃逆
   C. 夺气
   D. 噫气
   E. 太息

2. 多见于亡血、失精、半产、漏下等病的脉象是
   A. 微脉
   B. 芤脉
   C. 革脉
   D. 弱脉
   E. 散脉

3. 根据五轮学说,白睛属
   A. 心
   B. 肺
   C. 脾
   D. 肝
   E. 肾

4. 苔黄而干燥,提示
   A. 邪热伤津,燥结腑实
   B. 气血双亏,复感湿热
   C. 外感表证,初入里化热
   D. 阳虚寒湿,痰饮化热
   E. 痰热内蕴,食积化腐

5. 下列哪项不符合阳证的临床特点
   A. 喘促痰鸣
   B. 呼吸气粗
   C. 便干或秘结不通
   D. 不渴或喜热饮
   E. 狂躁不安

6. 咳声如犬吠,伴有声音嘶哑,呼吸困难,多

见于
   A. 顿咳
   B. 白喉
   C. 肺气虚损
   D. 痰湿阻肺
   E. 阴虚肺燥

7. 循行于下肢内侧前缘内踝上 8 寸以下的是
   A. 足太阴脾经
   B. 足厥阴肝经
   C. 足少阴肾经
   D. 足阳明胃经
   E. 阴维脉

8. 下列不属于邪盛神乱临床表现的是
   A. 循衣摸床
   B. 神昏谵语
   C. 撮空理线
   D. 呼吸微弱
   E. 躁扰不宁

9. 阳虚证与气虚证临床表现的主要区别是
   A. 有无少气懒言
   B. 小便是否清长
   C. 有无神疲乏力
   D. 寒象是否明显
   E. 舌质是否淡嫩

10. 以下哪项不是胃热炽盛证的临床表现
    A. 呕吐酸馊
    B. 胃脘灼痛
    C. 渴喜冷饮
    D. 消谷善饥
    E. 大便秘结

11. 以心悸,动则尤甚,咳喘,吐痰清稀,神疲乏

力,舌淡脉弱为主要表现的证候是
A. 心肺气虚证
B. 心脾气血虚证
C. 脾肺气虚证
D. 肺肾气虚证
E. 肺肾阴虚证

12. 关于劳逸损伤与疾病发生关系的叙述,错误的是
A. 久视伤血
B. 久坐伤肉
C. 久立伤骨
D. 久思伤心
E. 久行伤筋

13. 下列意识障碍病因中,哪项属于脑血管病
A. 脑栓塞
B. 脑脓肿
C. 脑肿瘤
D. 外伤性颅内血肿
E. 癫痫

14. 下列哪项是感染性发热的病因
A. 脑外伤
B. 风湿热
C. 甲状腺功能亢进症(甲亢)
D. 支原体肺炎
E. 烧伤

15. 库斯莫尔(Kussmaul)呼吸常见的病因是
A. 自发性气胸
B. 气道异物
C. 一氧化碳中毒
D. 胸腔积液
E. 尿毒症

16. 呕吐大量隔宿食物多见于
A. 急性糜烂性胃炎
B. 慢性胃炎
C. 消化性溃疡

D. 急性肝炎
E. 幽门梗阻

17. 不属于谵妄表现的是
A. 意识大部分丧失
B. 谵语
C. 躁动不安
D. 意识模糊
E. 错觉

18. 帕金森病患者的步态是
A. 剪刀步态
B. 醉酒步态
C. 慌张步态
D. 蹒跚步态
E. 共济失调步态

19. 长期服用肾上腺糖皮质激素会出现的面容是
A. 肢端肥大面容
B. 满月面容
C. 面具面容
D. 无欲貌
E. 黏液水肿面容

20. 肋脊点和肋腰点压痛可见于
A. 膀胱炎
B. 急性肾盂肾炎
C. 尿道炎
D. 输尿管结石
E. 输卵管炎

21. 下列除哪项外均可见心尖搏动增强
A. 发热
B. 甲亢
C. 左心室肥大
D. 贫血
E. 肺气肿

22. 可作为计数胸椎棘突标志的是

A. 第 2 颈椎棘突

B. 第 4 颈椎棘突

C. 第 5 颈椎棘突

D. 第 6 颈椎棘突

E. 第 7 颈椎棘突

23. "春夏养阳,秋冬养阴"的四时顺养原则理论源于

A.《黄帝内经》

B.《神农本草经》

C.《礼记·内则》

D.《道德经》

E.《伤寒论》

24. 五行递相克制的顺序是

A. 木、土、水、火、金

B. 金、木、水、火、土

C. 木、火、土、金、水

D. 金、木、火、水、土

E. 土、木、金、水、火

25. 在饮食养生中,饮食三宜是

A. 食宜少,食宜凉,食宜细嚼细咽

B. 食宜少,食宜淡,食宜甜

C. 食宜少,食宜甜,食宜润

D. 食宜咸,食宜润,食宜少

E. 食宜软,食宜温,食宜细嚼细咽

26. 骨质疏松患者发生骨折的最常见部位是

A. 椎体

B. 肱骨

C. 股骨

D. 髋骨

E. 前臂

27. 有关单侧忽略不正确的叙述是

A. 患者对大脑病损对侧的一半视野内的物体的位置关系不能辨认

B. 患者可能忽略其左侧的身体和在左侧环境中的物体

C. 患者可能忽视其右侧的身体和在右侧环境中的物体,即使视野完整也是如此

D. 患者不会有意识地以头部转动带动眼睛来加以补偿

E. 在固定视线时,不能看到单侧视野

28. 在选择大腿假肢接受腔形式时,优先考虑的应是

A. 残端全接触,不承重的吸着式接受腔

B. 残端全接触,最大面积承重的吸着式接受腔

C. 松懈的残肢包容

D. 残端不触底的吸着式接受腔

E. 残端全接触,最小面积承重的吸着式接受腔

29. 支气管肺炎经治疗热退后的咳嗽咳痰,下列哪项物理治疗较适宜

A. 短波治疗

B. 微波治疗

C. 超短波治疗

D. 直流电抗生素导入

E. 紫外线照射

30. 传染病的潜伏期是指

A. 自病原体侵入机体至典型症状出现

B. 自病原体侵入机体至排出体外

C. 自病原体侵入机体至临床症状开始出现

D. 自接触传染源至患者开始出现症状

E. 自接触传染源至典型症状出现

31. 下列传染病按甲类传染病报告管理的是

A. 细菌性痢疾

B. 伤寒

C. 传染性非典型肺炎

D. 艾滋病

E. 流行性脑脊髓膜炎(流脑)

32. 传染病的基本特征是

A. 有传染性、季节性、免疫性和病原体

B. 有传染性、流行性、季节性和病原体

C. 有传染性、病原体、免疫性和流行性

D. 有传染性、流行性、地方性和免疫性

E. 有传染性、免疫性、地方性和病原体

33. 有关普通型流行性脑脊髓膜炎的临床表现,不典型的是
    A. 头痛
    B. 巴宾斯基征阳性
    C. 出血点
    D. 抽搐
    E. 呕吐

34. 关于慢性肝炎中医治疗的叙述,不恰当的是
    A. 瘀血阻络证,主方用膈下逐瘀汤
    B. 肝肾阴虚证,主方用一贯煎
    C. 脾肾阳虚证,主方用金匮肾气丸
    D. 肝胆湿热证,主方用葛根芩连汤
    E. 肝郁脾虚证,主方用逍遥散

35. 下列感染不属于医院感染的是
    A. 无明显潜伏期,在入院48小时后发生的感染
    B. 本次感染直接与上次住院有关
    C. 有明确潜伏期,自入院时算起没有超过其平均潜伏期的感染
    D. 新生儿经产道时获得的感染
    E. 肿瘤患者住院化疗期间出现带状疱疹

36. 在人格特征中,具有核心作用的成分是
    A. 能力
    B. 气质
    C. 性格
    D. 认知方式
    E. 动机

37. 在发病、发展、转归和防治等方面都与心理社会因素密切相关的躯体疾病称为
    A. 心身疾病
    B. 社会疾病
    C. 心理疾病
    D. 生理疾病
    E. 综合疾病

38. 对于酒瘾或药瘾都适宜使用的治疗手段是
    A. 精神分析法
    B. 药物替代疗法
    C. 暗示疗法
    D. 认知行为疗法
    E. 催眠疗法

39. 不影响患者遵从医嘱行为的因素是
    A. 患者的经济状况
    B. 患者的人口统计学特点
    C. 医患关系
    D. 疾病严重程度
    E. 治疗计划特点

40. 被后人称为"医圣"的是
    A. 陈实功
    B. 龚廷贤
    C. 张仲景
    D. 扁鹊
    E. 华佗

41. 医学伦理学具体原则不包括的是
    A. 公正原则
    B. 有利原则
    C. 不伤害原则
    D. 生命价值原则
    E. 尊重原则

42. 人体试验道德原则不包括的是
    A. 不告知原则
    B. 医学目的原则
    C. 维护受试者利益原则
    D. 知情同意原则
    E. 科学性原则

43. 下列不属于医学道德评价方式的是
    A. 社会舆论
    B. 内心信念
    C. 法律条文
    D. 传统习惯
    E. 自我评价

44. 医学人道主义内容非常广泛,但其核心内容是

A. 尊重同情
B. 尊重意志
C. 尊重意见
D. 尊重患者
E. 尊重义务

45. 医疗机构从业人员违反医师行为规范的，可给予行政处罚的机关是
A. 各级行政监察机关
B. 各级党的纪律检查部门
C. 各级人民法院
D. 各级人民检察院
E. 有关卫生行政部门

46. 每张处方常用量一般
A. 不得超过 7 日
B. 不得超过 5 日
C. 不得超过 3 日
D. 应为 2 日
E. 应为 3 日

47. 国家实行预防接种制度的对象是
A. 成年人
B. 在校学生
C. 全体社会公民
D. 儿童
E. 老年人

48. 下列属于劣药的是
A. 药品标明的适应证或者功能主治超出规定范围的
B. 擅自添加防腐剂、辅料的药品
C. 以非药品冒充药品或者以他种药品冒充此种药品
D. 药品所含成分与国家药品标准规定的成分不符
E. 变质的药品

49. 违反卫生法中有关行政管理方面的法律规定应承担的法律责任,为
A. 行政责任
B. 民事责任
C. 刑事责任
D. 道德责任
E. 刑罚

50. 经考试后,依法取得执业医师或执业助理医师资格的医生
A. 具备合法行医条件,可以从事医疗活动
B. 注册取得执业证书后,可以从事相应的医疗、预防、保健等工作
C. 可以从事相应的医疗、预防、保健等工作
D. 取得执业医师或执业助理医师资格证书后,具备合法行医条件
E. 考试合格后,可以从事相应的医疗、预防、保健等工作

二、B1 型题

答题说明

以下提供若干组考题,每组考题共用在考题前列出的 A、B、C、D、E 五个备选答案,请从中选择一个与问题关系最密切的答案。某个备选答案可能被选择一次、多次或不被选择。

(51~52 题共用备选答案)
A. 热扰心神,神明失主
B. 心气大伤,精神散乱
C. 气郁痰结,阻蔽心窍
D. 热入心包,内扰心神
E. 血瘀不畅,阻遏心窍

51. 谵语的病机是
52. 郑声的病机是

(53~54 题共用备选答案)
A. 心
B. 肝
C. 脾
D. 肺
E. 肾

53. 右关候
54. 右寸候

(55～56题共用备选答案)
A. 气虚证
B. 气逆证
C. 气滞证
D. 气郁证
E. 气陷证

55. 情绪激动,心烦易怒,头痛,面红耳赤,自觉少腹气上冲咽喉,舌红脉弦,属于
56. 饭后咳声不断,低沉而长,需斜靠于床,否则气下坠感明显,舌淡脉缓,属于

(57～58题共用备选答案)
A. 后头部连项痛
B. 侧头部痛
C. 前额连眉棱骨痛
D. 颠顶部痛
E. 头痛连齿

57. 厥阴经头痛的特点是
58. 太阳经头痛的特点是

(59～60题共用备选答案)
A. 风痰阻络
B. 热极生风
C. 阳明热盛
D. 胃阴损伤
E. 肾阴枯涸

59. 牙齿燥如枯骨者,属
60. 牙齿光燥如石者,属

(61～62题共用备选答案)
A. 血虚不润
B. 脾虚湿侵
C. 先天舌裂
D. 热盛伤津
E. 寒湿壅盛

61. 舌淡白而有裂纹者,属
62. 舌红绛而有裂纹者,属

(63～64题共用备选答案)
A. 釜沸脉
B. 鱼翔脉
C. 弹石脉

D. 解索脉
E. 雀啄脉

63. 在真脏脉中,主三阳热极,阴液枯竭之候的脉象是
64. 在真脏脉中,主三阴寒极,亡阳于外,虚阳浮越之候的脉象是

(65～66题共用备选答案)
A. 热证转寒
B. 寒证化热
C. 由里出表
D. 由实转虚
E. 由虚致实

65. 患者脾肾阳虚,不能温运气化水液,以致水湿泛滥,形成了水肿,此为
66. 本为咳嗽吐痰,息粗而喘,苔腻脉滑,久之气短而喘,声低懒言,舌淡脉弱,此为

(67～68题共用备选答案)
A. 肝火犯肺证
B. 肝肾阴虚证
C. 心肝血虚证
D. 心肾不交证
E. 肺肾阴虚证

67. 以腰酸胁痛,眩晕耳鸣,遗精,低热颧红为主要表现的证候是
68. 以干咳少痰,腰酸,遗精,潮热盗汗为主要表现的证候是

(69～70题共用备选答案)
A. 白血病
B. 传染性单核细胞增多症
C. 急性胆囊炎
D. 麻疹
E. 流行性感冒(流感)

69. 发热伴寒战常见于
70. 发热伴结膜充血常见于

(71～72题共用备选答案)
A. 急性胆囊炎
B. 颅内压增高
C. 十二指肠溃疡

D. 输尿管结石

E. 心绞痛

71. 心前区疼痛呈压榨样伴窒息感,见于

72. 右上腹疼痛放射至右肩胛下区,见于

(73～74 题共用备选答案)

A. 咯血颜色鲜红

B. 铁锈色血痰

C. 砖红色胶冻样黏痰

D. 粉红色乳样痰

E. 粉红色浆液性泡沫样痰

73. 出血性疾病可见

74. 左心衰竭肺水肿可见

(75～76 题共用备选答案)

A. 两瞳孔大小不等

B. 瞳孔形状不规则

C. 瞳孔缩小

D. 瞳孔呈白色

E. 瞳孔扩大

75. 有机磷农药中毒时可见

76. 阿托品中毒时可见

(77～78 题共用备选答案)

A. 双峰 P 波,时间≥0.12s

B. 高尖 P 波,电压≥0.25mV

C. P 波逆行

D. T 波高耸

E. T 波倒置

77. 右心房肥大的心电图表现是

78. 左心房肥大的心电图表现是

(79～80 题共用备选答案)

A. 肺内有多发的薄壁空腔

B. 右下肺大片的高密度阴影

C. 边有毛刺的肺门肿块影

D. 肺尖部低密度的片状阴影

E. 肺尖部高密度的纤维索条影

79. 中心型肺癌时 X 线多见

80. 浸润型肺结核时 X 线多见

(81～82 题共用备选答案)

A. 胸骨左缘第 2 肋间收缩期杂音

B. 胸骨右缘第 2 肋间收缩期杂音

C. 胸骨左缘第 3、4 肋间收缩期杂音

D. 心尖区舒张中、晚期杂音

E. 胸骨左缘第 3、4 肋间舒张期杂音

81. 主动脉瓣关闭不全时,杂音的特点是

82. 室间隔缺损时,杂音的特点是

(83～84 题共用备选答案)

A. 脊柱后凸

B. 脊柱前凸

C. 脊柱生理性弯曲

D. 姿势性侧凸

E. 器质性侧凸

83. 正常人的脊柱立位时从侧面观可见

84. 儿童发育期坐姿经常不端正可致

(85～86 题共用备选答案)

A. 红细胞管型

B. 颗粒管型

C. 透明管型

D. 脂肪管型

E. 蜡样管型

85. 慢性肾炎患者最常见的管型是

86. 发热患者尿中最常见的管型是

(87～88 题共用备选答案)

A. 中脘、气海、足三里

B. 太冲、血海、膈俞

C. 脾俞、阴陵泉、足三里

D. 昆仑、公孙、丰隆

E. 太冲、太溪、照海

87. 气虚型腰腿痛,最适合的穴位组合是

88. 肝肾阴虚型腰腿痛,最适合的穴位组合是

(89～90 题共用备选答案)

A. 土壤

B. 体液

C. 消化道

D. 吸血节肢动物

E. 呼吸道

89. 艾滋病的主要传播途径是

90. 乙型肝炎的主要传播途径是

（91～92题共用备选答案）

  A. 腹泻，洗肉水样便，伴发热，腹痛，无里急后重

  B. 腹泻，米泔样大便，无发热，无腹痛及里急后重

  C. 腹泻，黏液脓血样便，伴发热，腹痛，里急后重

  D. 腹泻，大便呈果酱样，伴低热，腹痛，无里急后重

  E. 发热，脐周痛，腹泻，大便呈水样，有少量黏液

91. 细菌性痢疾的典型临床表现是

92. 霍乱的典型临床表现是

（93～94题共用备选答案）

  A. 家畜

  B. 患者

  C. 蚊虫

  D. 毛蚶

  E. 鼠类

93. 肾综合征出血热的主要传染源是

94. 霍乱的传染源是

（95～96题共用备选答案）

  A. 入睡困难

  B. 易醒

  C. 多梦

  D. 睡眠困难

  E. 早醒型

95. 何种睡眠障碍临床上多见于具有紧张个性特征的人或神经衰弱的患者

96. 何种睡眠障碍临床上多见于抑郁症患者

（97～98题共用备选答案）

  A. 自主选择医院、医护人员

  B. 无条件接受人体试验

  C. 对患者义务和对社会义务的统一

  D. 具有独立作出诊断和治疗的权利及特殊干涉权

  E. 保持和恢复健康，积极配合医疗，支持医学科学研究

97. 患者的义务是

98. 医生的权利是

（99～100题共用备选答案）

  A. 新药

  B. 处方药

  C. 非处方药

  D. 劣药

  E. 假药

99. 必须凭医师处方销售、调剂和使用的药品是

100. 由消费者自行判断、购买和使用的药品是

一、A1 型题

答题说明

以下每一道考题下面有 A、B、C、D、E 五个备选答案,请从中选择一个最佳答案。

1. 咳嗽风热犯肺证和痰热壅肺证的共同特点是
   A. 痰出咳平
   B. 痰易咳出
   C. 鼻流清涕
   D. 干咳无痰
   E. 咳痰不爽

2. 喘证的病变部位主要在
   A. 心和肺
   B. 肝和脾
   C. 肺和脾
   D. 肺和肾
   E. 心和肾

3. 痰浊头痛的特征是
   A. 头痛如裹
   B. 头痛如裂
   C. 头痛且空
   D. 头痛且晕
   E. 头痛昏蒙

4. 下列不属于心悸实证治疗原则的是
   A. 补气养血
   B. 清热化痰
   C. 解表祛邪
   D. 活血化瘀
   E. 安神宁心

5. 脾胃阳虚型呕吐者,呕吐清水不止,最佳治疗方剂是
   A. 小半夏加茯苓汤
   B. 理中汤加吴茱萸、生姜
   C. 旋覆代赭汤
   D. 香砂六君子汤

   E. 四七汤

6. 肝胃郁热型胃痛的特点是
   A. 胀痛
   B. 暴痛
   C. 灼痛
   D. 隐痛
   E. 刺痛

7. 下列泻下粪便符合食积泄泻特点的是
   A. 泄泻清稀
   B. 泻下如水样便
   C. 泻下粪黄褐而臭
   D. 泻下粪臭如败卵
   E. 完谷不化

8. 血淋辨证属虚者,其治疗的最佳选方是
   A. 小蓟饮子
   B. 知柏地黄丸
   C. 导赤散
   D. 茜根散
   E. 二至丸

9. 痹证与痿证的鉴别要点是
   A. 疼痛与否
   B. 重着与否
   C. 酸楚与否
   D. 麻木与否
   E. 关节变形与否

10. 眩晕气血亏虚证的特点是
    A. 眩晕,头痛,耳鸣耳聋
    B. 眩晕动则加剧,劳累即发
    C. 眩晕,胸闷恶心,头重昏蒙
    D. 眩晕,神疲健忘,腰酸膝软

E.眩晕,口苦,颜面潮红

11. 下列不属于阴闭症状的是
    A. 四肢不温
    B. 气粗鼻鼾
    C. 面白唇紫
    D. 痰涎壅盛
    E. 舌苔白腻

12. 关于典型稳定型心绞痛的描述,不正确的是
    A. 常为压迫、憋闷、紧缩感
    B. 一般持续 3~5 分钟
    C. 多位于心尖部
    D. 去除诱因或含服硝酸甘油后可缓解
    E. 常有诱因

13. 阿片类麻醉药的解毒药是
    A. 解磷定
    B. 阿托品
    C. 纳洛酮
    D. 亚甲蓝
    E. 氟马西尼

14. 下列不属于痈特点的是
    A. 局部光软无头,红肿疼痛(少数初起皮色不变)
    B. 结块范围 9~30cm
    C. 发病迅速
    D. 易肿、易脓、易溃、易敛,或伴恶寒、发热、口渴等全身症状
    E. 一般不会损筋伤骨,也不易造成内陷

15. 蛇串疮肝经郁热证宜选用
    A. 活血散瘀汤
    B. 龙胆泻肝汤
    C. 香砂六君子汤
    D. 桃红四物汤
    E. 补中益气汤

16. 浅Ⅱ度烧伤和深Ⅱ度烧伤的共同特点是
    A. 都有疼痛和水疱
    B. 基底红,均匀,潮湿
    C. 都有血管栓塞征
    D. 2 周左右愈合
    E. 都有瘢痕增生

17. 实寒型月经后期的治疗法则应是
    A. 温经助阳调经
    B. 扶正祛寒调经
    C. 温经散寒调经
    D. 补血活血调经
    E. 理气活血调经

18. 妊娠恶阻的治疗原则是
    A. 健脾和胃
    B. 化痰除湿
    C. 调气和中,降逆止呕
    D. 清肝和胃,降逆止呕
    E. 调气摄血

19. 气虚型产后恶露不绝,宜选用的最佳方剂是
    A. 归脾汤
    B. 生化汤
    C. 补中益气汤
    D. 桃红四物汤
    E. 保阴煎

20. 麻疹初热期的临床症状不包括
    A. 发热、咳嗽
    B. 流涕、喷嚏
    C. 畏光、流泪
    D. 鼻翼扇动
    E. 两侧颊黏膜有黏膜斑

21. 治疗小儿口疮脾胃积热证,应首选
    A. 清胃散
    B. 清热泻脾散

C. 六味地黄丸

D. 泻心导赤散

E. 凉膈散

22. 下列配穴中，不属于表里配穴的是

A. 解溪、天柱

B. 阴郄、后溪

C. 间使、支沟

D. 日月、太冲

E. 列缺、商阳

23. 肺俞位于

A. 平第 2 胸椎棘突，旁开 1.5 寸

B. 第 2 胸椎棘突下，旁开 1.5 寸

C. 平第 2 胸椎棘突，旁开 3 寸

D. 平第 3 胸椎棘突，旁开 1.5 寸

E. 第 3 胸椎棘突下，旁开 1.5 寸

24. 下列各穴定位，不在耻骨联合上缘的是

A. 冲门

B. 气冲

C. 束骨

D. 横骨

E. 曲骨

25. 取头、面、胸、腹部腧穴，最适宜的体位是

A. 俯伏坐位

B. 俯卧位

C. 侧卧位

D. 仰卧位

E. 侧伏坐位

26. 哮喘虚证的针灸治疗原则是

A. 补益肝肾

B. 补益肺肾

C. 益阴潜阳

D. 健运脾胃

E. 宣肺化痰

27. 肝气犯胃型胃痛采取的针刺方法是

A. 平补平泻

B. 先补后泻

C. 补法

D. 先泻后补

E. 泻法

28. 下列不属于治疗耳鸣耳聋实证主穴的是

A. 翳风

B. 听会

C. 侠溪

D. 中渚

E. 下关

29. 天行赤眼最主要的病因是

A. 暴饮暴食

B. 外感疫疠之气

C. 外感风热

D. 多食辛辣之品

E. 外感风寒

30. 圆翳内障是指

A. 黑睛雾状浑浊

B. 神膏浑浊

C. 晶珠浑浊

D. 神水浑浊

E. 白睛浑浊

31. 下列哪项不属于脓耳实证的主证

A. 耳内疼痛

B. 耳内胀闷

C. 耳鸣

D. 听力下降

E. 脓稀量多

32. 鼻鼽相当于西医学的

A. 急性鼻炎

B. 慢性鼻炎

C. 过敏性鼻炎

D. 萎缩性鼻炎

E. 慢性鼻窦炎

33. 下列关于骨折愈合的描述,错误的是
   A. 手术复位更准确,更有利于骨折的愈合
   B. 内固定或外固定的失效,都不利于骨折的愈合
   C. 合理的锻炼会加快骨折的愈合
   D. 多次的手法整复不利于骨折的愈合
   E. 骨折愈合 X 线片示骨小梁通过骨折线

34. 伤筋初期及中期,外用药物宜消瘀退肿、理气止痛,常用的药膏是

A. 宝珍膏

B. 万应膏

C. 三色敷药

D. 清营退肿膏

E. 四黄散

35. 瘫痪型颈椎病典型的临床症状是
   A. 颈部疼痛
   B. 行走不稳
   C. 肩臂麻痛
   D. 头痛
   E. 眩晕

二、A2 型题

答题说明

以下每一道考题下面有 A、B、C、D、E 五个备选答案,请从中选择一个最佳答案。

36. 患者,女,45 岁。患咳嗽多年,反复发作。每于清晨咳嗽发作,咳声重浊,痰多色白,质黏腻,咳嗽于吐痰后缓解,进食甘甜油腻食物后加重,胸闷脘痞,呕恶食少,体倦,大便时溏,舌苔白腻,脉象濡滑。治疗应首选
   A. 二陈平胃散合三子养亲汤
   B. 清金化痰汤
   C. 止嗽散
   D. 桑杏汤
   E. 桑菊饮

37. 患者,男,35 岁。自诉饮食稍有不慎即易呕吐,时作时止,纳呆,面色苍白,倦怠乏力,喜暖畏寒,四肢不温,口干而不欲饮,大便溏薄,舌质淡,苔薄白,脉濡弱。治疗应选
   A. 柴胡疏肝散加减
   B. 保和丸加减
   C. 理中汤加减
   D. 失笑散合丹参饮加减
   E. 一贯煎合芍药甘草汤加减

38. 患者,女,36 岁。昨日淋雨后出现喘逆上气,胸胀而痛,气粗鼻扇,咳痰不爽,痰黄质黏,伴形寒无汗,舌红,苔薄黄,脉滑而浮数。治法宜用
   A. 宣肺泄热
   B. 清泄痰热
   C. 清热化痰
   D. 化痰平喘
   E. 化痰降逆

39. 患者,男,48 岁。水肿半月余,从下肢开始,水肿渐延及全身,皮肤绷紧光亮,胸脘痞闷,烦热口渴,小便短赤,大便干结,舌红,苔黄腻,脉濡数。治法应为
   A. 健脾化湿,通阳利水
   B. 散风清热,宣肺行水
   C. 宣肺解毒,利湿消肿
   D. 温补脾肾,利水消肿
   E. 分利湿热

40. 患者,男,38 岁。腹泻而泻下不爽,粪色黄

褐,气味臭秽,肛门灼热,腹痛阵作,烦热口
渴,尿黄,苔黄腻,脉滑数。治疗首选
A. 大承气汤
B. 葛根芩连汤
C. 藿香正气散
D. 清中汤
E. 大黄牡丹汤

41. 患者,男,35 岁。肢体关节重浊酸痛,恶风
怕冷,疼痛游走,舌胖,苔白,脉弦滑。治当
选用
A. 乌附麻辛桂姜汤
B. 乌头汤
C. 防风汤
D. 薏苡仁汤
E. 蠲痹汤

42. 患者,男,50 岁。6 年前头部外伤,当即昏
倒,神志不清约半小时,醒后觉头昏、头胀、
头痛,时轻时重,有时头痛如劈如刺,不能
安寐,舌边有紫斑,苔薄白,脉弦。宜选用
A. 通窍活血汤
B. 芎芷石膏汤
C. 半夏白术汤
D. 天麻钩藤饮
E. 川芎茶调散

43. 患者口渴多饮,口舌干燥,尿频量多,烦热
多汗,舌边尖红,苔薄黄,脉洪数。其证
候是
A. 胃热炽盛
B. 气阴亏虚
C. 肾阴亏虚
D. 肺热津伤
E. 阴阳两虚

44. 患者,女,40 岁。3 个月来饥饿时感上腹
痛,进食后缓解,时有反酸。查体:剑突下
偏右压痛。最可能的诊断是

A. 慢性浅表性胃炎
B. 胃溃疡
C. 十二指肠溃疡
D. 急性胃炎
E. 应激性溃疡

45. 患者,女,48 岁。口干多饮,易饥多汗,乏
力 3 年。外阴瘙痒,视物不清,伴咳嗽 3 个
月。查体:T 36.5℃,P 68 次/分,R 18 次/
分,BP 110/80mmHg,甲状腺 I 度肿大,未
闻及杂音,手抖(±),HR 68 次/分,律整。
双肺呼吸音稍粗。最可能的诊断是
A. 更年期综合征
B. 结核病
C. 甲状腺功能亢进症
D. 糖尿病
E. 白内障

46. 患者,男,72 岁。神昏,高热,烦躁,谵语,
二便闭结,舌绛,苔厚腻,脉弦滑数。治疗
应首选
A. 菖蒲郁金汤
B. 生脉散
C. 参附汤
D. 炙甘草汤
E. 回阳救逆汤

47. 患者,女,38 岁。突然恶寒发热,小腿皮肤
红赤,灼热肿胀,迅速扩大,鲜红成片,稍高
起皮肤,界线清楚。其诊断是
A. 发
B. 痈
C. 丹毒
D. 有头疽
E. 疖

48. 患者,男,21 岁。肛门部肿胀,疼痛,伴异
物感 1 天。肛缘 3 点处可见 2cm × 2cm ×
3cm 隆起,表面紫暗,质韧,有压痛,无波动

感。其诊断是
A. 内痔脱出嵌顿
B. 直肠息肉
C. 结缔组织性外痔
D. 炎性外痔
E. 血栓性外痔

49. 患儿,女,14岁。进食海鲜后,全身发出瘙痒性风团。突然发生,并迅速消退,不留痕迹,皮疹色赤,遇热则加剧,得冷则减轻,舌苔薄黄,脉浮数。治疗应首选
A. 桂枝汤
B. 消风散
C. 防风通圣散
D. 桑菊饮
E. 银翘散

50. 患者,女,33岁。月经40~50日一行,量少色淡,质清稀,头晕眼花,心悸少寐,面色苍白,舌淡,苔薄,脉虚细。治疗应首选
A. 八珍汤
B. 归脾汤
C. 参芪四物汤
D. 人参养营汤
E. 人参滋血汤

51. 患者,女,23岁,已婚。妊娠后心烦少寐,渴喜冷饮,腰酸腹痛,伴阴道少量出血,舌红,苔黄,脉滑数。治疗应首选
A. 清热固经汤
B. 保阴煎
C. 加味阿胶汤
D. 加味圣愈汤
E. 生化汤

52. 患者,女,32岁,已婚。现停经45天,尿妊娠试验阳性。2小时前因与爱人吵架出现左下腹撕裂样剧痛,伴肛门坠胀,面色苍白。查体:BP 80/50mmHg,左下腹压痛、反

跳痛明显,有移动性浊音,阴道有少量出血。应首先考虑的是
A. 小产
B. 堕胎
C. 胎动不安
D. 异位妊娠
E. 妊娠腹痛

53. 患儿咳嗽重浊,痰多壅盛,色白而稀,喉间痰声辘辘,胸闷纳呆,神乏困倦,舌淡红,苔白腻,脉滑。治疗应首选
A. 三拗汤合二陈汤
B. 金沸草散
C. 桑菊饮
D. 清宁散
E. 清金化痰汤

54. 患儿,男,8岁。突然腹部绞痛,弯腰曲背,辗转不安,肢冷汗出,呕吐蛔虫,吐止后如常人。治疗首选方剂是
A. 乌梅丸
B. 使君子汤
C. 化虫丸
D. 驱虫粉
E. 甘露消毒丹

55. 患者,男,78岁。左侧肢体乏力1周。症见神清,半身不遂,口角歪斜,语言欠利,口干痰多,大便秘结,舌红,苔黄腻,脉弦滑。治疗应首选
A. 太冲、太溪、水沟、外关、足三里
B. 风池、外关、关元、神阙、水沟
C. 水沟、上巨虚、丰隆、天枢、外关
D. 关元、神阙、外关、太冲、大肠俞
E. 太冲、太溪、丰隆、劳宫、三阴交

56. 患者,男,30岁。右上齿痛2天,伴龈肿,形寒身热,脉浮数。某医师予针灸治疗,取合谷、颊车、下关,还可取

A. 二间
B. 内庭
C. 外关
D. 太溪
E. 太冲

C. 风寒袭肺
D. 风热犯肺
E. 痰热壅肺

57. 患者,女,28 岁。左眼痒涩刺痛,羞明流泪,眵多黏稠,白睛红赤,胞睑微肿,头痛,鼻塞恶风,舌质红,苔薄白,脉浮数。其治法是
A. 补益肝肾,清热明目
B. 清热平肝,明目退翳
C. 清热解毒,消肿止痛
D. 疏风清热,表里双解
E. 疏风清热

58. 患者,女,35 岁。声音嘶哑,咽喉痛甚,咳嗽痰黄,壮热口渴,大便秘结,舌质红,苔黄厚,脉洪数。检查见喉窍黏膜及室带、声带充血,深红肿胀,声带上有黄白色分泌物。其辨证是
A. 肺脾气虚
B. 血瘀痰凝

59. 患者,男,25 岁。高空坠地。现场见患者清醒,第 10～11 胸椎压痛,剑突以下感觉运动障碍,最恰当的急救搬运是
A. 二人扶架而走
B. 一人搂抱
C. 一人背运
D. 一人抬头,一人抬足
E. 患者平卧木板搬运

60. 患者,女,42 岁。腰腿痛 2 个月。查体:下腰椎旁压痛,左下肢直腿抬高试验阳性(50°),加强试验阳性,外踝及足背外侧皮肤感觉减弱,踝反射消失。考虑为腰椎间盘突出症,最可能突出的间隙是
A. $L_{4～5}$
B. $L_5～S_1$
C. $L_{2～3}$
D. $L_{1～2}$
E. $L_{3～4}$

三、B1 型题

答题说明

以下提供若干组考题,每组考题共用在考题前列出的 A、B、C、D、E 五个备选答案,请从中选择一个与问题关系最密切的答案。某个备选答案可能被选择一次、多次或不被选择。

(61～62 题共用备选答案)
A. 肝火犯肺
B. 外感六淫
C. 痰湿蕴肺
D. 内邪干肺
E. 风寒袭肺

61. 外感咳嗽的病因是
62. 内伤咳嗽的病因是

(63～64 题共用备选答案)
A. 风痰哮
B. 虚哮
C. 热哮
D. 寒包热哮
E. 冷哮

63. 痰热内郁,风寒外束引起发作者,表现为
64. 痰浊伏肺,肺气壅实,风邪触发者,表现为

(65~66 题共用备选答案)

A. 活络效灵丹

B. 桃仁红花煎

C. 血府逐瘀汤

D. 通窍活血汤

E. 桃红四物汤

65. 治疗血瘀气滞证胸痹宜选用

66. 治疗心血瘀阻证心悸宜选用

(67~68 题共用备选答案)

A. 祛瘀生新,活血通窍

B. 补养气血,健运脾胃

C. 清肝泻火,清利湿热

D. 平肝潜阳,清火息风

E. 燥湿祛痰,健脾和胃

67. 患者,男,56 岁。眩晕耳鸣,头目胀痛,急躁易怒,口苦,睡眠不宁,遇烦劳郁怒而加重,肢麻震颤,舌红,苔薄黄,脉弦。治法为

68. 患者,女,48 岁。眩晕头痛,兼见健忘,失眠,心悸,精神不振,耳鸣耳聋,面唇紫暗,舌有瘀斑,脉涩。治法为

(69~70 题共用备选答案)

A. 痛泻要方

B. 逍遥散

C. 越鞠丸合枳术丸

D. 柴胡疏肝散

E. 参苓白术散

69. 治疗肝气乘脾之泄泻,治疗宜首选

70. 治疗脾胃虚弱之泄泻,治疗宜首选

(71~72 题共用备选答案)

A. 胁肋胀痛或灼热疼痛

B. 胁肋刺痛,痛有定处,拒按,入夜痛甚

C. 胁肋隐痛,悠悠不休

D. 胁肋胀痛,走窜不定

E. 胸痛彻背,背痛彻心

71. 瘀血阻络证胁痛的特点为

72. 肝络失养证胁痛的特点为

(73~74 题共用备选答案)

A. 百部、冬花等

B. 贝母、瓜蒌、杏仁

C. 生黄芪,太子参、白术等

D. 白及、鲜茅根、仙鹤草、蒲黄等

E. 地骨皮、白薇、五味子等

73. 肺癌低热盗汗明显者,宜加育阴敛汗药,如

74. 肺癌气阴两虚型,气虚症状明显者,宜加

(75~76 题共用备选答案)

A. 清热利胆,泻火解毒

B. 疏肝健脾,和胃消积

C. 疏肝理气,活血化瘀

D. 行气活血,化瘀消积

E. 导滞通便,理气化痰

75. 原发性肝癌气滞血瘀证,其治法是

76. 原发性肝癌湿热聚毒证,其治法是

(77~78 题共用备选答案)

A. 阴囊肿大偏坠,透光试验阳性

B. 尿道口偶有乳白色液体溢出

C. 射精时精液呈淡红色或棕色

D. 阴茎背侧触及硬结或索状斑块

E. 尿频、夜尿次数增多、排尿困难、尿潴留

77. 精癃的临床特征是

78. 精浊的临床特征是

(79~80 题共用备选答案)

A. 火热伤津证

B. 阴伤阳脱证

C. 火毒内陷证

D. 气血两虚证

E. 脾胃虚弱证

79. 烧伤后口干发热、便秘、尿赤,舌质红、无苔,脉洪数,辨证为

80. 烧伤后低热,形体消瘦、面色无华、食欲不振、自汗,舌质红、苔白,脉濡缓,辨证为

(81~82题共用备选答案)

A. 阴虚血热证

B. 气滞血瘀证

C. 阳盛血热证

D. 气虚血热证

E. 肝郁血热证

81. 经来先期,量多,色深红,质黏稠,心烦口干,尿黄便结,舌红,苔黄,脉数,辨证为

82. 经来先期,量少,色红,质稠;手足心热,咽干口燥;舌红,苔少,脉细数,辨证为

(83~84题共用备选答案)

A. 产后腰膝、足跟疼痛,艰于俯仰,伴头晕耳鸣,夜尿多,舌淡暗,脉沉细弦

B. 产后遍身关节疼痛,酸楚,肢体麻木,面色萎黄,头晕心悸,舌淡红,苔薄白,脉细弱

C. 产后肢体关节疼痛,屈伸不利,伴恶寒怕风,舌淡,苔白,脉浮紧

D. 产后遍身疼痛,关节刺痛,屈伸不利,按之痛甚,恶露量少色暗,舌紫暗,苔白,脉弦涩

E. 肢体痿弱不用,关节一股不痛,肌肉瘦削,舌淡,苔白,脉缓

83. 产后身痛风寒证的表现为

84. 产后身痛血虚证的表现为

(85~86题共用备选答案)

A. 温肺散寒,涤痰定喘

B. 清肺涤痰,止咳平喘

C. 补肺固表,健脾益气

D. 泻肺平喘,补肾纳气

E. 温补脾肾,固摄纳气

85. 哮喘肺脾气虚证的治法是

86. 哮喘脾肾阳虚证的治法是

(87~88题共用备选答案)

A. 五苓散

B. 真武汤

C. 知柏地黄丸

D. 防己黄芪汤合五苓散

E. 防己茯苓汤合参苓白术散

87. 治疗肾病综合征肺脾气虚证的首选方为

88. 治疗肾病综合征肝肾阴虚证的首选方为

(89~90题共用备选答案)

A. 直刺

B. 斜刺

C. 平刺

D. 齐刺

E. 扬刺

89. 针刺时针身与皮肤表面呈45°角倾斜刺入,称为

90. 针刺时针身与皮肤表面呈15°角倾斜刺入,称为

(91~92题共用备选答案)

A. 腕掌侧远端横纹尺侧端,尺侧腕屈肌腱的桡侧凹陷中

B. 腕背侧远端横纹上,指伸肌腱的尺侧缘凹陷中

C. 腕背横纹桡侧端,拇短伸肌腱与拇长伸肌腱之间的凹陷中

D. 腕背横纹尺侧端,尺骨茎突前凹陷中

E. 以掌向胸,当尺骨茎突桡侧缘凹陷中

91. 神门定位

92. 阳池定位

(93~94题共用备选答案)

A. 风池、太冲、合谷、百会、太溪、阿是穴

B. 风池、百会、太冲、侠溪、太溪

C. 头维、印堂、合谷、内庭、阿是穴

D. 百会、通天、行间、阿是穴

E. 率谷、太阳、侠溪、内庭

93. 治疗头痛肝阳上亢证,应首选

94. 治疗前头痛风邪袭络证,应首选

（95～96题共用备选答案）

　　A.暴风客热风热并重证

　　B.金疳肺脾亏虚证

　　C.火疳火毒蕴结证

　　D.天行赤眼疫邪伤络证

　　E.白睛溢血热客肺经证

95.防风通圣散适宜治疗的眼病是

96.退赤散治疗的眼病是

（97～98题共用备选答案）

　　A.蔓荆子散

　　B.仙方活命饮

　　C.托里消毒散

　　D.龙胆泻肝汤

　　E.疏风清热汤

97.脓耳初起,风热在表,治宜疏风清热,解毒消肿,方用

98.脓耳,肝胆火热较盛,治宜清肝泻火,解毒排脓,方用

（99～100题共用备选答案）

　　A.关节僵硬

　　B.皮下瘀斑

　　C.神经损伤

　　D.关节盂空虚

　　E.弹性固定

99.属于脱位早期并发症的是

100.属于脱位后期并发症的是

一、A2 型题

1. 患者,男,40 岁。眼睑浮肿迤及全身,皮色润泽光亮,伴恶风寒,发热,咽喉肿痛,舌红,脉浮滑数。最佳选方是
   A. 防己黄芪汤
   B. 越婢加术汤
   C. 五皮饮
   D. 麻黄连翘赤小豆汤
   E. 五苓散

2. 患者,女,37 岁。失眠多梦,易惊醒,气短乏力,遇事善惊,胆怯心悸,舌淡,脉弦细。治疗宜选用
   A. 酸枣仁汤
   B. 琥珀多寐丸
   C. 安神定志丸
   D. 朱砂安神丸
   E. 养心汤

3. 患者,男,50 岁。心痛彻背,背痛彻心,痛剧而无休止,身寒肢冷,喘息不得卧,舌苔白,脉沉紧。治疗主方为
   A. 生脉散合人参养营汤
   B. 血府逐瘀汤
   C. 瓜蒌薤白半夏汤
   D. 乌头赤石脂丸合苏合香丸
   E. 参附汤合右归饮

4. 患者,男,40 岁。头痛隐隐,时时昏晕,心悸失眠,面色少华,遇劳加重,舌淡,苔薄白,脉细弱。宜选用
   A. 加味四物汤
   B. 血府逐瘀汤
   C. 通窍活血汤
   D. 羌活胜湿汤
   E. 荆防四物汤

5. 患者,男,58 岁。肢体关节疼痛,痛势较剧,部位固定,遇寒加重,得热痛缓。局部皮肤有寒凉感。舌淡,苔白,脉弦紧。治疗应首选
   A. 防风汤
   B. 乌头汤
   C. 薏苡仁汤
   D. 双合汤
   E. 补血荣筋丸

6. 某男,48 岁,记忆力明显减退伴头晕沉重,胸闷心悸,嗜卧,卧则入睡,鼾声如雷,形体肥胖,苔腻,脉滑。辨证为
   A. 痰热扰心
   B. 痰气郁结
   C. 痰热瘀结
   D. 痰浊扰心
   E. 肾精亏虚

7. 某女,26 岁,心悸不安常由小响声而引发,善惊易恐,伴失眠多梦易被恶梦惊醒。苔薄白,脉细数。辨证为
   A. 心血不足
   B. 阴虚火旺
   C. 心虚胆怯
   D. 心阳不振
   E. 气阴两虚

8. 某女,21 岁,某卫校实习生,在观看手术过程中突然昏倒,不省人事,面色苍白,全身冷汗,四肢发凉,平卧后,10 余分钟苏醒。查体无异常,应首先考虑的病证为
   A. 癫痫
   B. 中风脱证
   C. 郁证

D. 眩晕

E. 厥证

9. 某男,60 岁,诊为"贲门癌"。饮食难下,咽下后很快呕出,胸膈疼痛,形体消瘦,舌紫暗,脉细涩。应辨证为

A. 痰气交阻

B. 湿热阻胃

C. 瘀血内结

D. 瘀血停胃

E. 气虚阳微

10. 某男,18 岁,突然腹泻、呕吐并作。吐出物为未消化食物;泻下物色黄如米泔水,治疗无效,半小时后出现面色苍白,眼窝下陷,四肢逆冷。首先考虑

A. 疫毒痢

B. 湿热痢

C. 寒湿内盛泄泻

D. 外邪犯胃呕吐

E. 霍乱

11. 患者,男,60 岁,患痢疾月余未愈。泻下白冻,时或清稀,肛门坠胀,常久蹲于厕不起。腹部隐痛,喜温喜按,体瘦形寒,四肢不温,食少神疲,舌淡,苔白,脉沉弱。首选方剂为

A. 连理汤加减

B. 黄连阿胶汤加减

C. 不换金正气散加减

D. 桃花汤合真人养脏汤加减

E. 附子理中汤加减

12. 某男,51 岁,平素嗜食辛辣。近因操劳过度,出现脘腹痞塞不舒,按之不痛,口燥咽干,大便秘结,舌红,少苔,脉细数。应用何方

A. 益胃汤加大黄、芒硝

B. 益胃汤加火麻仁、玄参

C. 一贯煎合芍药甘草汤加减

D. 麦门冬汤加减

E. 半夏泻心汤加减

13. 患者,女,51 岁。平素头晕头痛,耳鸣目眩,少寐多梦,突然发生口眼歪斜,舌强语謇,半身不遂,舌质红,脉弦细数。治疗方剂宜选

A. 大秦艽汤

B. 镇肝熄风汤

C. 安宫牛黄丸

D. 至宝丹

E. 涤痰汤

14. 患者,男,21 岁。长期偏食,晨起头面肿甚 1 年,能食而疲乏无力,便溏,小便多,舌淡胖大齿痕,苔薄腻,脉软弱。治疗应首选

A. 真武汤

B. 参苓白术散

C. 实脾饮

D. 己椒苈黄丸

E. 五皮饮合葶苈大枣泻肺汤

15. 患者,女,80 岁。患"五更泻"2 年未愈,近 2 个月久泻不禁,完谷不化,形寒肢冷,腰酸膝软,舌淡苔白,脉沉细,治疗选用

A. 痛泻要方

B. 胃苓汤

C. 平胃散

D. 藿香正气散

E. 四神丸

16. 患者,男,47 岁。因生气后卒然晕倒,苏醒后左半身麻木不仁,步履艰难,口眼歪斜,流涎不止,言语謇涩,不能起床已有月余,舌有瘀斑,苔白,脉沉而细,其治法是

A. 平肝潜阳,息风通络

B. 益气活血通络

C. 辛温开窍,豁痰息风

D. 辛凉开窍,清肝息风

E.祛风通络,养血和营

17. 患者为中年女性,尿频、尿急,腰腹拘急疼痛3天,伴寒热往来,口苦呕恶,大便10日一行,小便黄,舌红,苔黄腻有剥脱,少津液,脉细数濡。应选用
    A.知柏地黄丸加车前子
    B.八正散
    C.八正散合小柴胡汤
    D.八正散合小柴胡汤去大黄加生地黄
    E.石韦散合六味地黄丸加藕节、生地黄

18. 患者症见尿浑浊反复发作3个月,尿如米泔水,伴尿道热涩疼痛、尿频、尿急、腰腹疼痛,舌红,苔黄腻,脉濡数。应治以
    A.膏淋汤
    B.无比山药丸
    C.苍术难名丹
    D.程氏萆薢分清饮
    E.八正散

19. 患者,男,60岁。口渴多饮明显,伴多食易饥,尿频量多,烦热多汗,苔薄黄,舌质红,脉数。治疗宜选用
    A.泻白散
    B.桑白皮汤
    C.消渴方
    D.清燥救肺汤
    E.清肺饮

20. 患者,男,56岁,原有前列腺肥大(轻度)病史,夜尿偏多。1个月前不慎被自行车撞伤,随后出现小便困难,虽经多次导尿,小便仍时艰时频。诊见:尿线变细,时有中断,尿道涩痛,小腹胀痛,大便秘结,舌红,边有紫斑,苔根微腻,脉细而涩。下列治法中最佳选项为
    A.清热利湿,通利小便
    B.清肺热,利水道

C.行瘀散结,通利水道
    D.疏调气机,通利小便
    E.温阳益气,补肾利尿

21. 男性,60岁,病久体虚,近2天来心悸,自汗,神倦嗜卧,心胸憋闷疼痛,形寒肢冷,面色苍白,舌淡,脉沉迟。治疗当
    A.温补肾阳
    B.养血安神
    C.滋阴补心
    D.益气温阳
    E.益气养心

22. 患者女性,45岁,1年前患乙肝,经治疗后现头晕,目眩,胁痛,肢体麻木,筋脉拘急,月经不调,面色不华,舌质淡,脉细涩。此证当以何法治疗
    A.滋养肝阴
    B.滋养肝肾
    C.补血养肝
    D.补血养心
    E.滋补肾阴

23. 女,66岁,慢性支气管炎并阻塞性肺气肿病史20余年。3天前咳嗽、咳痰加重,血气分析结果如下:pH 7.23,氧分压55mmHg,二氧化碳分压74mmHg,碳酸氢根16mmol/L,碱剩余−6。考虑对酸碱平衡的诊断下列哪项正确
    A.代谢性酸中毒
    B.呼吸性酸中毒合并代谢性酸中毒
    C.代谢性碱中毒
    D.呼吸性酸中毒
    E.呼吸性酸中毒合并代谢性碱中毒

24. 一肺炎合并休克患者,治疗后血压96/66mmHg,脉搏96次/分,中心静脉压14cmH$_2$O,尿比重1.014,尿量15mL/h,尿钠40mmol/L,肺毛细血管楔压12mmHg,可

能为

A. 电解质紊乱

B. 心衰

C. 血容量不足

D. 急性肾功能衰竭

E. 休克基本纠正,无合并症

25. 男性,35 岁,因间断上腹部不适 1 年,行胃镜检查诊断为"慢性活动性胃炎合并 Hp 感染",医生建议其服用泮托拉唑 40mg,枸橼酸铋钾片 0.6g,阿莫西林 1.0g,克拉霉素 0.25g,均每日 2 次。治疗方案中使用奥美拉唑对于根除 Hp 有何作用

A. 具有抗生素的作用

B. 能治愈慢性胃炎

C. 能提高抗生素的生物利用度

D. 能预防 Hp 引起的十二指肠球部溃疡

E. 能预防抗生素的耐药性

26. 男,45 岁,胃大部切除术后 5 天,突然发生右上腹剧痛,伴发热,体温 38.5℃。查体:上腹部压痛、反跳痛、肌紧张。腹腔穿刺抽出黄色液体,最可能的诊断为

A. 十二指肠残端破裂

B. 膈下脓肿

C. 吻合口梗阻

D. 输入袢梗阻

E. 倾倒综合征

27. 患者,女,65 岁。因前胸剧烈疼痛,伴呼吸困难来诊,HR120 次/分,两肺湿啰音。心电图:V$_3$ ~ V$_5$ 导联 ST 段弓背性抬高,诊断为急性前壁心肌梗死伴心力衰竭。下列处置错误的是

A. 吸氧

B. 静脉滴注硝酸甘油

C. 静脉滴注硝普钠

D. 肌注呋塞米

E. 静脉注射西地兰

28. 男性,55 岁,冠心病,发生急性剧烈胸骨后疼痛,血 CPK 明显升高,颈静脉充盈,肝大,血压下降至 80/40mmHg,应诊断为

A. 冠心病心力衰竭型

B. 急性右心梗死

C. 冠心病合并急性心包填塞

D. 急性前壁心肌梗死伴泵衰竭

E. 急性心肌梗死并室间隔破裂

29. 老年女性,高血压病史 10 年,今晨用力大便后突发头痛、呕吐伴右侧肢体无力,最可能的诊断为

A. 左基底节高血压性脑出血

B. 右基底节高血压性脑出血

C. 自发性蛛网膜下腔出血

D. 高血压脑病

E. 恶性高血压

30. 女,25 岁,1 型糖尿病患者。近日来食欲减退、多饮、烦渴、多尿。身高 160cm,体重 41kg,皮肤弹性差。空腹血糖 22.2mmol/L,尿糖(+ + +),酮体强阳性,CO$_2$CP18 mmol/L。应采用下列何组治疗方案

A. 饮食控制

B. 饮食控制 + 磺脲类药物

C. 饮食控制 + 双胍类药物

D. 小剂量普通胰岛素静脉滴注 + 静脉补充生理盐水

E. 大剂量普通胰岛素静脉滴注 + 静脉补充生理盐水

31. 男性,15 岁。2 周前发热、咽痛,予青霉素治疗 3 天后热退,3 天前发现晨起眼睑浮肿,化验尿蛋白(+ +),沉渣红细胞 10 ~ 15/HP。对诊断最有意义的化验检查是

A. 24 小时尿蛋白定量

B. 抗链"O"滴度

C. 肾脏 B 超

D. 血清补体 C3 测定

E. 血肌酐和尿素氮

C. 乳核

D. 乳发

E. 乳痛

32. 女性，15 岁。4 周前发热、咽痛。10 天来眼睑浮肿，6 小时前突然出现头痛、意识不清、抽搐，数分钟后意识清醒。检查：血压 170/110mmHg，血红蛋白 115g/L。尿红细胞 15 ～ 20/HP。尿蛋白（ － ＋），血肌酐 200μmol/L。最可能的诊断是

A. 尿毒症脑病

B. 急进性肾小球肾炎

C. 慢性肾小球肾炎

D. 高血压

E. 急性肾小球肾炎并发高血压脑病

36. 女性，24 岁，体重 50kg，因急性胃炎反复呕吐已 2 周，时有头晕，手足麻木，但口渴不明显，尿中 Na^+、Cl^- 减少，血清钠 133mmol/L，估计需补充多少氯化钠

A. 10g

B. 15g

C. 20g

D. 25g

E. 30g

33. 患者，男，66 岁。有高血压病史 10 余年。2 年来双下肢发凉麻木，时有小腿部抽痛及间歇性跛行，近来足痛转为持久性静止痛，夜间尤甚，往往抱膝而坐，足背动脉搏动消失。其可能的诊断是

A. 血栓闭塞性脉管炎

B. 雷诺病

C. 糖尿病足

D. 动脉硬化性闭塞症

E. 动脉栓塞

37. 某男，24 岁，夜晚饮酒，晨起时自觉左侧阴囊胀痛、下坠、牵引少腹隐痛、触按左侧睾丸肿大，阴囊皮色正常，伴发热恶寒，检查白细胞 15×10^9/L，舌红，苔黄腻，脉滑数。临床诊断为

A. 子痰

B. 子痈

C. 囊痈

D. 脱囊

E. 水疝

34. 患者，女，21 岁。两小腿皮炎，在亚急性阶段，渗液与糜烂很少，红肿减轻，有鳞屑。外治剂宜选用

A. 洗剂

B. 粉剂

C. 溶液湿敷

D. 软膏

E. 清凉油乳剂

38. 某褥疮患者，疮面腐肉难脱，难以愈合，面色㿠白，神疲乏力，纳差食少，舌淡，少苔，脉沉细无力。临床首选方剂是

A. 透脓散

B. 生脉散

C. 萆薢渗湿汤

D. 托里消毒散

E. 血府逐瘀汤

35. 一男性患者，50 岁，症见右侧乳晕下有一扁圆形肿块，边缘清楚，活动度好，有轻压痛。考虑

A. 乳疬

B. 乳癖

39. 患者，女，结婚 7 年未避孕未孕，月经 20 天一行，量少色红，无血块，形体消瘦，腰膝酸软，头晕眼花，心悸失眠，五心烦热。治疗首选

A. 启宫丸

B. 养精种玉汤

C. 开郁种玉汤

D. 少腹逐瘀汤

E. 毓麟珠

40. 患者,女,结婚 3 年未避孕未孕,月经周期不规律,经来腹痛,月经量少,色暗有小血块,经前乳房胀痛,烦躁易怒,苔薄白,脉弦。治宜

　　A. 滋阴养血,调冲益精

　　B. 温肾补气养血,调补冲任

　　C. 疏肝解郁,养血理脾

　　D. 燥湿化痰,理气调经

　　E. 活血化瘀调经

41. 女患者,产后 5 天,周身关节疼痛,屈伸不利,痛无定处,疼痛宛如针刺,舌淡,苔薄白,脉细缓。治疗宜选

　　A. 温经汤

　　B. 黄芪桂枝五物汤

　　C. 养荣壮肾汤

　　D. 黄芪当归散

　　E. 独活寄生汤

42. 女患者,30 岁,停经 56 天,无明显诱因阴道少量出血,色淡暗质稀,头晕耳鸣,腰膝酸软,查尿妊娠试验阳性,其治法是

　　A. 补肾益气,固冲安胎

　　B. 益气养血,固冲安胎

　　C. 清热凉血,固冲止血

　　D. 补肾固冲,止血安胎

　　E. 健脾益气,固冲止血

43. 女患者,18 岁,14 岁月经初潮,开始 1 年月经不规律,后来月经规律以后,出现经行腹痛,小腹冷痛,得热痛减,拒按,经量少,色紫黑有块,舌苔白腻,脉沉紧。中医辨证为

　　A. 阳虚内寒

　　B. 脾肾阳虚

C. 气滞血瘀

D. 寒凝血瘀

E. 肝肾亏损

44. 患者,女,26 岁。症见经前乳房胀痛,胸胁胀满,烦躁易怒,苔薄白,脉弦,属于

　　A. 肝肾阴虚

　　B. 肝气郁滞

　　C. 血虚肝旺

　　D. 脾虚肝旺

　　E. 气滞血瘀

45. 女患者,34 岁,每于经期低热,午后为甚,伴五心烦热,两颧潮红,口燥咽干,月经量少,色鲜红,舌红,少苔,脉细数。治疗首选方剂是

　　A. 两地汤

　　B. 血府逐瘀汤

　　C. 清经散

　　D. 补中益气汤

　　E. 知柏地黄汤

46. 女患者,28 岁,1 年前人工流产后,每于经期第 3 天小腹绵绵作痛,腰膝酸软,经量少,色暗淡,质稀,头晕耳鸣,苔薄白,脉细数。治疗首选方剂是

　　A. 六味地黄丸

　　B. 圣愈汤

　　C. 左归饮

　　D. 调肝汤

　　E. 胶艾汤

47. 女患者,30 岁,停经 45 天,恶心呕吐 4 天,不能进食,呕吐痰涎,胸脘满闷,舌淡,苔白腻,脉滑,治疗最佳方剂是

　　A. 参苓白术散

　　B. 香砂六君子汤

　　C. 苏叶黄连汤

　　D. 温胆汤

E.小半夏加茯苓汤

48.患者,女,56 岁。近日心悸,头晕乏力,面
色无华,神疲倦怠,舌质淡红,苔白,脉象细
弱。治疗应首选
A.天王补心丹
B.安神定志丸
C.归脾汤
D.桂枝甘草龙骨牡蛎汤
E.人参养荣汤

49.患儿,男,6 岁。满口糜烂,秽臭难闻,面赤
心烦,夜卧不宁,小便短赤,舌质红,苔薄
黄,脉细数。治疗首选方剂是
A.防己黄芪汤

B.泻心导赤散
C.半夏泻心汤
D.石斛夜光丸
E.黄连解毒汤

50.患者,男,36 岁。右下腹疼痛 1 天。患者 1
天前无明显诱因出现脐周疼痛,继而转移
至右下腹,以手按之,其痛加剧,痛处固定
不移,伴有发热,恶心,舌苔黄薄而腻,脉弦
数。治疗应首选
A.足三里、三阴交、太冲、内庭
B.足三里、阑尾、曲池、天枢
C.合谷、委中、天枢、太冲
D.梁门、幽门、上巨虚、足三里
E.上巨虚、阴陵泉、内关、合谷

二、A3/A4 型题

答题说明

以下提供若干个案例,每个案例下设若干考题。请根据各考题题干所提供的信息,在每
题下面的 A、B、C、D、E 五个备选答案中选择一个最佳答案。

（51～53 题共用题干）

患者,男,36 岁。干咳,连声作呛,喉痒,
咽喉干痛,唇鼻干燥,痰少而黏,不易咳出,口
干,舌质红干而少津,苔薄黄,脉浮数。

51.中医辨证为
A.风寒袭肺证
B.风热犯肺证
C.风燥伤肺证
D.肺阴亏耗证
E.肝火犯肺证

52.其治法是
A.疏风清肺,润燥止咳
B.滋阴解表,止咳化痰
C.益气解表,止咳化痰
D.清暑解表,润燥止咳
E.辛凉解表,止咳化痰

53.治疗应首选
A.荆防败毒散

B.参苏饮
C.加减葳蕤汤
D.桑杏汤
E.银翘散

（54～55 题共用题干）

患者,男,50 岁。心悸不安,胸闷不舒,刺
痛,心痛时作,发作时伴有面色紫暗,唇甲青
紫,舌质紫暗,脉涩。

54.其治法是
A.温补心阳,安神定悸
B.滋阴清火,养心安神
C.镇惊定志,养心安神
D.补血养心,益气安神
E.活血化瘀,理气通络

55.治疗应首选
A.安神定志丸
B.桂枝甘草龙骨牡蛎汤

C. 黄连阿胶汤

D. 桃仁红花煎

E. 归脾汤

(56～59题共用题干)

女,65岁。形体消瘦,久病腹痛,喜温喜按,常在进食生冷后加重,伴有神疲乏力,畏寒肢冷,舌淡,苔白,脉象沉细。

56. 根据患者上述病史特点,此患者腹痛与下列各项病因病机中何项无关

A. 外感时邪

B. 饮食不节

C. 情志失调

D. 阳气素虚

E. 年高阴虚

57. 根据患者上述临床特点,考虑该患者的腹痛属于何种证型

A. 寒邪中阻腹痛

B. 寒实积滞腹痛

C. 中脏虚寒腹痛

D. 寒积食滞腹痛

E. 脾肾阳虚腹痛

58. 根据上述证型,下列中医治疗方法中最适合该病例的是

A. 温中散寒止痛

B. 散寒破结止痛

C. 温中补虚,缓急止痛

D. 散寒消食,化滞止痛

E. 温补脾肾,散寒止痛

59. 治疗该患者,下列方剂中当首选的是

A. 良附丸合正气天香散

B. 大黄附子汤

C. 小建中汤

D. 附子理中丸

E. 保和丸合良附丸

(60～62题共用题干)

患儿,女,2岁。大便稀溏,多于食后作泻,色淡不臭,时轻时重,面色萎黄,形体消瘦,神疲倦怠,舌淡,边有齿印,苔白,脉缓弱。

60. 其辨证是

A. 脾虚泻

B. 脾肾阳虚泻

C. 风寒泻

D. 湿热泻

E. 伤食泻

61. 其治法是

A. 健脾益气,助运止泻

B. 清肠解热,化湿止泻

C. 运脾和胃,消食化滞

D. 疏风散寒,化湿和中

E. 健脾温肾,固涩止泻

62. 治疗应首选

A. 消乳丸

B. 参苓白术散

C. 保和丸

D. 附子理中汤

E. 人参乌梅汤

(63～64题共用题干)

患者,女,21岁。平素胆怯,夜间突闻雷声后,经常有心悸不安,易恐善惊,难寐多梦,舌苔薄白,脉弦。

63. 应辨证为

A. 心虚胆怯

B. 心阳不足

C. 阴虚火旺

D. 肝火上炎

E. 水饮凌心

64. 如失治日久,出现心悸,面色无华,体倦乏力,舌淡红,苔薄白,脉细无力,方药宜选

A. 桂枝甘草龙骨牡蛎汤

B. 归脾汤

C. 炙甘草汤

D. 真武汤

E. 安神定志丸

(65～68题共用题干)

患者,男,38岁。症见腹中积块,胀满疼痛,按之软而不坚,固定不移,舌薄白,脉弦。

65.根据患者上述临床表现及辨证特点,治疗此患者的最佳选方是
A.六磨汤
B.逍遥散
C.膈下逐瘀汤
D.少腹逐瘀汤
E.金铃子散合失笑散

66.若患者兼见恶寒发热,头身酸痛,舌苔白腻,脉浮弦大。治疗应予
A.失笑散
B.逍遥散
C.五积散
D.柴胡疏肝散
E.六味地黄丸

67.若患者积块硬痛不移,畏寒肢冷,舌质瘀点瘀斑,脉涩。宜选用
A.大七气汤
B.六磨汤
C.八珍汤
D.化积丸
E.膈下逐瘀汤

68.若积块坚硬疼痛逐渐加剧,面色萎黄,消瘦锐形,饮食大减,舌质淡紫,无苔,脉细数。治疗应用
A.八珍汤
B.化积丸
C.膈下逐瘀汤
D.八珍汤合化积丸
E.膈下逐瘀汤合八珍汤

(69～71题共用题干)

某患者,女,49岁。久居湿地,全身浮肿,腰以下为甚,按之没指,小便短少,身体困重,胸闷,纳呆,泛恶,舌质淡,苔白腻,脉沉缓。

69.该患者的初步诊断应为
A.水肿,阴水

B.水肿,阳水
C.心痛
D.淋证
E.感冒

70.该病证属
A.水湿浸渍
B.湿热内蕴
C.脾阳不足
D.心阳不振
E.寒温袭表

71.治以何方加减治疗
A.疏凿饮子
B.实脾饮
C.羌活胜湿汤
D.瓜蒌薤白白酒汤
E.五皮散合胃苓汤

(72～74题共用题干)

患者,女性,18岁。汗出恶风,动则汗出尤甚,易感冒,体倦乏力,周身酸楚,面白少华,苔薄白,脉细弱。

72.据描述,其诊断是
A.感冒
B.虚劳
C.汗证
D.消渴
E.风温

73.该病例治法是
A.补中益气,健脾和胃
B.发表散寒
C.滋阴降火
D.益气固表
E.清肝泄热,化湿和营

74.本证宜选用
A.小青龙汤
B.归脾汤
C.当归六黄汤
D.龙胆泻肝汤
E.桂枝加黄芪汤

(75~78题共用题干)

患者,男,37岁。1周前因从高处摔下后,左胁痛,经X线、B超检查,未见异常病变,但胁痛不减,痛有定处,呼吸、咳嗽痛甚,常靠止痛药物支持,舌质稍暗,脉沉细。

75. 本病例当诊断为
    A. 胸痹
    B. 胁痛
    C. 胸痛
    D. 悬饮
    E. 痹证

76. 本病例当辨证为
    A. 寒气内侵
    B. 痰浊内阻
    C. 肝郁气滞
    D. 肝络失养
    E. 瘀血阻络

77. 本病例的治法为
    A. 化痰通络
    B. 疏肝理气
    C. 养阴柔肝
    D. 祛瘀通络
    E. 散寒止痛

78. 本病例的选方为
    A. 柴胡疏肝散加减
    B. 血府逐瘀汤加减
    C. 涤痰汤加减
    D. 独活寄生汤加减
    E. 一贯煎加减

(79~83题共用题干)

患者男性,40岁,3个月前受凉后出现四肢关节疼痛,游走不定,关节屈伸不利,起病之初曾有恶风,发热,纳可,二便调。舌淡红,苔薄白,脉浮紧。

79. 根据患者上述临床表现,此患者中医应辨证诊断为
    A. 痛痹
    B. 行痹

C. 风湿热痹
D. 着痹
E. 中风

80. 根据上述辨证特点,此患者应以何方为主治疗
    A. 乌附麻辛桂姜汤
    B. 薏苡仁汤加减
    C. 地黄饮子
    D. 防风汤加减
    E. 白虎桂枝汤加减

81. 如果该患者还兼见腰背酸痛,下肢无力,夜尿频多,精神倦怠等,此患者辨证为
    A. 寒湿阻络
    B. 气血亏虚
    C. 痰瘀痹阻
    D. 阴津亏乏
    E. 肾气不足

82. 如果该患者关节逐渐肿大,身体羸瘦,苔薄黄。应投以
    A. 独活寄生汤
    B. 白虎桂枝汤
    C. 犀角散
    D. 桂枝芍药知母汤
    E. 宣痹汤

83. 如果患者痹久内舍于心,见心悸气短,脉虚数,应以何方治之
    A. 归脾汤
    B. 柏子养心丸
    C. 天王补心丹
    D. 炙甘草汤
    E. 安神定志丸

(84~86题共用题干)

患者青年女性,颈部弥漫肿大,边界不清,皮色如常,能随吞咽上下移动。

84. 上述病例诊断为
    A. 气瘿
    B. 肉瘿
    C. 筋瘿

D. 瘿痈

E. 石瘿

85. 内治法则为

A. 理气解郁,化痰软坚

B. 化痰软坚,开郁行郁

C. 疏风清热,化痰解郁

D. 疏肝清热,化痰消肿

E. 疏肝理气,解郁消肿

86. 内治选用方剂为

A. 丹栀逍遥散

B. 四海舒郁丸

C. 海藻玉壶汤

D. 牛蒡解肌汤

E. 柴胡清肝饮

(87～88题共用题干)

某女,月经周期为20～40天,经量或多或少,平时腰酸膝软,经前乳房胀痛,心烦易怒,脉弦细。

87. 根据以上症状,治法是

A. 补肾疏肝

B. 补肾调经

C. 疏肝理气

D. 理气调经

E. 补肾养肝

88. 首选方是

A. 柴胡疏肝散

B. 逍遥散

C. 定经汤

D. 归肾丸

E. 固阴煎

(89～90题共用题干)

患者,女,35岁。平素性情急躁,月经先后无定期,停经50天后,阴道出血,开始量少,1周后量多,有大血块,色紫黑,小腹疼痛,子宫附件未见异常,舌质紫暗,苔薄白,脉涩。

89. 中医辨证为

A. 气滞

B. 脾虚

C. 肾虚

D. 血热

E. 血瘀

90. 治疗应首选

A. 四物汤合失笑散

B. 左归丸

C. 保阴煎

D. 清热固经汤

E. 固本止崩汤

(91～92题共用题干)

女患者,产后小腹隐隐作痛,喜按,恶露量少色淡,头晕耳鸣,大便干燥,舌淡红,苔薄,脉虚细。

91. 对该患者应用何种治法

A. 补血益气

B. 温肾助阳

C. 滋阴养血

D. 和中健脾

E. 养血柔肝

92. 治疗首选

A. 当归生姜羊肉汤

B. 肠宁汤

C. 加参生化汤

D. 当归芍药散

E. 生化汤

(93～94题共用题干)

患者,女,49岁。月经紊乱半年,伴烘热汗出,头晕耳鸣,心烦易怒,腰膝酸软,大便干结,尿少色黄,舌红,少苔,脉细数。

93. 中医辨证为

A. 肝气郁结

B. 肾阳虚

C. 肾阴虚

D. 虚热

E. 肾虚肝郁

94. 治疗首选方剂是

A. 六味地黄丸

B. 右归丸

C. 一贯煎

D. 四神丸

E. 逍遥散

(95～96 题共用题干)

某患者,感冒 1 周,发热不退,咳嗽加重,痰呈铁锈色,胸痛不已,X 线片显示右肺中下叶有较大面积的阴影。血常规示白细胞计数升高。舌质红,苔黄腻,脉象滑数。

95. 针对此患者情况,以下错误的一项是

A. 机体状况是邪盛正实

B. 病机为肺经实热

C. 瘢痕灸适宜

D. 选择具有泻邪作用的腧穴

E. 针刺手法用泻法

96. 以下哪种治疗是正确的

A. 针补太溪

B. 三棱针点刺少商、尺泽,泻丰隆

C. 平补平泻足三里穴

D. 单用皮肤针治疗

E. 艾灸重灸

(97～98 题共用题干)

患者左眼焮热疼痛,刺痒交作,怕热畏光,泪热眵结,白睛赤肿,头痛,恶寒发热,口渴思饮,舌红,苔黄,脉数。

97. 根据上述症状,其诊断是

A. 眼睑湿疹

B. 眼睑皮肤炎

C. 沙眼

D. 眦部睑缘炎

E. 暴风客热

98. 其辨证是

A. 风热并重

B. 脾胃蕴热

C. 心火亢盛

D. 阴虚火旺

E. 气滞血瘀

(99～100 题共用题干)

某女,月经 19～20 天一行,量多,色紫红有块,心烦易怒,面红口干,便干溲黄,舌红,苔薄黄,脉弦数。

99. 其辨证是

A. 阳盛血热

B. 肝郁血热

C. 阴虚内热

D. 气虚血热

E. 血瘀化热

100. 其首选方是

A. 两地汤

B. 清经散

C. 丹栀逍遥散

D. 保阴煎

E. 加减一阴煎

参 考 答 案

基 础 知 识

1. B	2. A	3. D	4. B	5. A	6. A	7. B	8. B	9. C	10. C
11. E	12. C	13. D	14. E	15. C	16. A	17. C	18. D	19. D	20. A
21. A	22. D	23. A	24. B	25. E	26. B	27. E	28. C	29. E	30. A
31. C	32. E	33. B	34. A	35. C	36. C	37. A	38. A	39. B	40. E
41. B	42. A	43. C	44. C	45. A	46. A	47. A	48. D	49. A	50. C
51. A	52. A	53. B	54. A	55. E	56. C	57. E	58. A	59. C	60. E
61. C	62. E	63. C	64. A	65. A	66. E	67. D	68. B	69. A	70. C
71. D	72. A	73. A	74. C	75. C	76. A	77. A	78. B	79. C	80. B
81. A	82. E	83. D	84. A	85. A	86. B	87. C	88. B	89. E	90. D
91. E	92. B	93. C	94. E	95. A	96. C	97. B	98. C	99. D	100. B

相关专业知识

1. E	2. C	3. B	4. A	5. D	6. B	7. B	8. D	9. D	10. A
11. A	12. D	13. A	14. D	15. E	16. E	17. A	18. C	19. B	20. B
21. E	22. E	23. A	24. A	25. E	26. A	27. E	28. B	29. C	30. C
31. C	32. C	33. B	34. D	35. C	36. C	37. A	38. D	39. A	40. C
41. D	42. A	43. C	44. D	45. E	46. A	47. D	48. B	49. A	50. B
51. D	52. B	53. C	54. D	55. B	56. E	57. D	58. A	59. E	60. C
61. A	62. D	63. A	64. B	65. B	66. D	67. B	68. E	69. C	70. D
71. E	72. A	73. A	74. E	75. C	76. E	77. B	78. A	79. C	80. D
81. E	82. C	83. C	84. D	85. B	86. C	87. A	88. E	89. B	90. B
91. C	92. B	93. E	94. B	95. D	96. E	97. E	98. D	99. B	100. C

专 业 知 识

1. E	2. D	3. E	4. A	5. B	6. C	7. D	8. B	9. A	10. B
11. B	12. C	13. C	14. B	15. B	16. A	17. C	18. C	19. C	20. D
21. E	22. A	23. E	24. C	25. D	26. B	27. E	28. E	29. B	30. C
31. E	32. C	33. A	34. C	35. B	36. A	37. C	38. A	39. E	40. B
41. E	42. A	43. D	44. C	45. C	46. A	47. C	48. E	49. B	50. D
51. B	52. D	53. A	54. A	55. C	56. C	57. E	58. E	59. E	60. B
61. B	62. D	63. D	64. A	65. C	66. B	67. D	68. A	69. A	70. E
71. B	72. C	73. E	74. C	75. D	76. A	77. E	78. B	79. A	80. D
81. C	82. A	83. C	84. B	85. C	86. E	87. D	88. C	89. B	90. C
91. A	92. B	93. B	94. C	95. A	96. E	97. A	98. D	99. C	100. A

专业实践能力

1. B	2. C	3. D	4. A	5. B	6. D	7. C	8. E	9. C	10. E
11. D	12. B	13. B	14. B	15. E	16. B	17. D	18. D	19. C	20. C
21. D	22. C	23. B	24. D	25. C	26. A	27. E	28. B	29. A	30. D
31. D	32. E	33. D	34. D	35. A	36. D	37. B	38. D	39. B	40. C
41. E	42. D	43. D	44. B	45. A	46. D	47. E	48. C	49. B	50. B
51. C	52. A	53. D	54. E	55. D	56. E	57. C	58. C	59. C	60. A
61. A	62. B	63. A	64. B	65. E	66. C	67. A	68. D	69. B	70. A
71. E	72. C	73. D	74. E	75. B	76. E	77. D	78. B	79. B	80. D
81. E	82. D	83. D	84. A	85. E	86. B	87. A	88. C	89. E	90. A
91. A	92. B	93. C	94. A	95. C	96. B	97. E	98. A	99. B	100. C

全国中医药专业技术资格考试

全科医学（中医类）专业（中级）通关要卷（二）

考试日期： 年 月 日

考生姓名：＿＿＿＿＿＿＿＿

准考证号：＿＿＿＿＿＿＿

考 点：＿＿＿＿＿＿＿

考 场 号：＿＿＿＿＿＿＿

一、A1 型题

答题说明

以下每一道考题下面有 A、B、C、D、E 五个备选答案,请从中选择一个最佳答案。

1. 以阴阳失调来阐释实热或实寒,其病机是
   - A. 阴阳离决
   - B. 阴阳偏盛
   - C. 阴阳偏衰
   - D. 阴阳格拒
   - E. 阴阳互损

2. 按五行规律,肝病及心是
   - A. 母病及子
   - B. 相乘传变
   - C. 子病犯母
   - D. 相克
   - E. 相侮传变

3. 关于五脏外合五体的叙述,错误的是
   - A. 心合脉
   - B. 肝合爪
   - C. 脾合肉
   - D. 肺合皮
   - E. 肾合骨

4. 与脑髓充盈关系最密切的脏是
   - A. 心
   - B. 肺
   - C. 脾
   - D. 肾
   - E. 肝

5. 大肠的功能是
   - A. 受纳
   - B. 和降
   - C. 化物
   - D. 传导
   - E. 受盛

6. 行于脉内的气是
   - A. 卫气
   - B. 营气
   - C. 宗气
   - D. 元气
   - E. 心气

7. 主司妇女带下的经脉是
   - A. 冲脉
   - B. 任脉
   - C. 带脉
   - D. 督脉
   - E. 阴维脉

8. 在经络系统中,具有加强十二经脉中相为表里的两条经脉之间在肢体联系作用的是
   - A. 十五别络
   - B. 奇经八脉
   - C. 十二经别
   - D. 十二经筋
   - E. 十二皮部

9. 津液输布的主要通道是
   - A. 血府
   - B. 经络
   - C. 腠理
   - D. 三焦
   - E. 分肉

10. 七情致病首先影响的是
    - A. 脏腑
    - B. 气机
    - C. 血液
    - D. 经脉
    - E. 气血

11. 大怒、暴怒可以导致的是
   A. 气结
   B. 气下
   C. 气上
   D. 气滞
   E. 气散

12. 患者先有脾虚泄利的症状,然后出现舌红、烦躁,其病理基础是
   A. 阴损及阳
   B. 阳损及阴
   C. 阴盛格阳
   D. 阳盛格阴
   E. 阴阳亡失

13. 证候虚实的"虚"指的是
   A. 体质虚弱
   B. 气血虚弱
   C. 正气不足
   D. 邪留伤正
   E. 精气虚衰

14. 扶正祛邪的基本原则是
   A. 扶正不留邪,祛邪不伤正
   B. 以扶正为主,兼以祛邪
   C. 扶正与祛邪并用
   D. 先祛邪,后扶正
   E. 先扶正,后祛邪

15. 周期性健康检查计划最理想的执行者是
   A. 全科医生
   B. 卫生防疫人员
   C. 社区护理人员
   D. 临床护理人员
   E. 临床专科医生

16. 健康教育和健康促进的基本内容不包括
   A. 心理调适
   B. 运动疗法

   C. 营养知识教育
   D. 延长睡眠时间
   E. 戒烟

17. 对社区诊断描述正确的是
   A. 个体水平上的疾病判断
   B. 依据的是症状、体征和实验室检查结果
   C. 理论基础是临床专业知识
   D. 通常采用的是流行病学方法
   E. 是一种在疾病发生后的诊断

18. 一种疾病的病死率为
   A. 每10万人的粗死亡率
   B. 该病的死亡率
   C. 某疾病的死亡结果
   D. 该病死亡在各种死亡中的比例
   E. 该病患者的死亡百分比

19. 抢救刺激性气体中毒的关键是
   A. 吸氧
   B. 应用解毒药物
   C. 应用镇静剂
   D. 防治肺水肿
   E. 防止心肌损害

20. 健康教育的核心问题是
   A. 进行完整、系统的教育活动
   B. 宣传健康知识
   C. 促进个体或群体改变不健康的行为与生活方式
   D. 治疗慢性疾病
   E. 预防疾病,促进健康

21. 全球伤害死亡的首位死因是
   A. 火灾
   B. 他杀
   C. 交通事故
   D. 医疗事故
   E. 自杀

22. 下列无收涩敛疮功效的药物是
   A. 乌贼骨
   B. 孩儿茶
   C. 乳香
   D. 炉甘石
   E. 龙骨

   物是
   A. 茯苓
   B. 车前子
   C. 木通
   D. 泽泻
   E. 冬瓜皮

23. 既能解表散寒、祛风止痛、通鼻窍;又能燥湿止带、消肿排脓的药物是
   A. 白芷
   B. 荆芥
   C. 防风
   D. 苍术
   E. 羌活

28. 具有温肾阳、温脾阳、温通血脉、引火归原功效的药物是
   A. 附子
   B. 干姜
   C. 肉桂
   D. 桂枝
   E. 吴茱萸

24. 既能清热解毒,又能疏散风热、凉血止痢的药物是
   A. 金银花
   B. 连翘
   C. 青黛
   D. 大青叶
   E. 板蓝根

29. 郁金能活血行气止痛,治疗气滞血瘀痛证常配伍
   A. 川芎
   B. 姜黄
   C. 桃仁
   D. 木香
   E. 柴胡

25. 既能治疗风湿痹痛,又能治疗诸骨鲠咽的药物是
   A. 五加皮
   B. 桑寄生
   C. 木瓜
   D. 羌活
   E. 威灵仙

30. 治疗阳明气分热盛首选
   A. 知母
   B. 芦根
   C. 石膏
   D. 天花粉
   E. 栀子

26. 下列各项,不具有止呕功效的是
   A. 半夏
   B. 藿香
   C. 佩兰
   D. 豆蔻
   E. 竹茹

31. 既能收敛止血、止痢,又能截疟、补虚的药物是
   A. 苦楝皮
   B. 沙苑子
   C. 侧柏叶
   D. 仙鹤草
   E. 三七

27. 既能甘淡渗泄,利水渗湿,兼能泄热的药

32. 既能润肺化痰止咳,又能杀虫灭虱的药

物是

A. 榧子

B. 百部

C. 贯众

D. 鹤虱

E. 花椒

33. 朱砂具有的功效是

A. 平肝潜阳

B. 解毒疗疮

C. 收敛固涩

D. 活血散瘀

E. 软坚散结

34. 既能清肝热,又能平肝阳的药物是

A. 天麻

B. 白蒺藜

C. 夏枯草

D. 全蝎

E. 钩藤

35. 久风顽痹,筋脉拘急,宜选用

A. 独活

B. 威灵仙

C. 蕲蛇

D. 蚕沙

E. 木瓜

36. 麻黄、杏仁同用的方剂是

A. 麻子仁丸

B. 杏苏散

C. 桂枝汤

D. 桑杏汤

E. 麻黄汤

37. 清营汤证的发热特征是

A. 午后低热

B. 入暮潮热

C. 身热夜甚

D. 日晡潮热

E. 夜热早凉

38. 小建中汤的君药是

A. 白芍

B. 饴糖

C. 桂枝

D. 生姜

E. 大枣

39. 地黄饮子的主治病证是

A. 丹毒

B. 阴疽

C. 寒痹

D. 喑痱

E. 痿证

40. 金锁固精丸的主治病证是

A. 肾阳亏虚之遗精

B. 膀胱虚寒之遗尿

C. 脾肾两虚之遗精

D. 心肾两虚之遗精

E. 肾虚不固之遗精

41. 半夏厚朴汤的组成药物为

A. 半夏、厚朴、茯苓、生姜、大枣

B. 半夏、厚朴、茯苓、干姜、甘草

C. 半夏、厚朴、生姜、白术、大枣

D. 半夏、厚朴、茯苓、生姜、苏叶

E. 半夏、厚朴、茯苓、干姜、苏叶

42. 厚朴温中汤的功用是

A. 行气除满,温中燥湿

B. 行气疏肝,祛寒止痛

C. 行气降逆,宽胸散结

D. 消痞除满,健脾和胃

E. 消导化滞,清热利湿

43. 桔梗、枳壳同用的方剂是

A. 黄龙汤

B. 柴葛解肌汤

C. 百合固金汤

D. 参苓白术散

E. 血府逐瘀汤

44. 川芎茶调散的主治病证是

A. 痰厥头痛

B. 血虚头痛

C. 外风头痛

D. 气虚头痛

E. 肝风头痛

45. 三仁汤中的"三仁"包括

A. 杏仁、桃仁、冬瓜仁

B. 杏仁、薏苡仁、白蔻仁

C. 桃仁、杏仁、薏苡仁

D. 冬瓜仁、瓜蒌仁、桃仁

E. 麻仁、杏仁、桃仁

46. 实脾散组成中含有的药物是

A. 茯苓皮、大腹子

B. 炮附子、炙甘草

C. 草豆蔻、白术

D. 炮干姜、茴香

E. 大腹皮、木瓜

47. 治疗风痰上扰之眩晕,最宜选用的方剂是

A. 苓甘五味姜辛汤

B. 半夏白术天麻汤

C. 三子养亲汤

D. 温胆汤

E. 定痫丸

48. 生化汤重用全当归为君的用意是

A. 和血止痛

B. 养血补肝

C. 养血润肠

D. 化瘀生新

E. 养血润燥

49. 乌梅丸组成中含有的药物是

A. 党参、当归

B. 蜀椒、肉桂

C. 黄连、黄芩

D. 生姜、细辛

E. 桂枝、炮附子

50. 下列方剂中可用于治疗疝气瘕聚的是

A. 温经汤

B. 逍遥散

C. 一贯煎

D. 大建中汤

E. 身痛逐瘀汤

二、B1 型题

答题说明

以下提供若干组考题,每组考题共用在考题前列出的 A、B、C、D、E 五个备选答案,请从中选择一个与问题关系最密切的答案。某个备选答案可能被选择一次、多次或不被选择。

(51~52 题共用备选答案)

A. 寒

B. 风

C. 燥

D. 湿

E. 火

51. 致病令皮肤瘙痒,发无定处的病邪是

52. 致病易于困脾,影响运化的病邪是

(53~54 题共用备选答案)

A. 元气

B. 宗气

C. 卫气

D. 营气

E. 经气

53. 根源于肾,通过三焦而布散全身的气是

54. 贯心肺以行气血,走息道以行呼吸的气是

(55～56 题共用备选答案)

A. 真寒假热证

B. 真热假寒证

C. 虚寒证

D. 虚热证

E. 阴阳两虚证

55. 阳盛格阴证属于

56. 阴盛格阳证属于

(57～58 题共用备选答案)

A. 相侮

B. 相乘

C. 子病犯母

D. 母病及子

E. 制化

57. "见肝之病,知肝传脾"所属的是

58. "水气凌心"所属的是

(59～60 题共用备选答案)

A. 足少阴肾经

B. 足厥阴肝经

C. 足阳明胃经

D. 足太阳膀胱经

E. 足太阴脾经

59. 分布于下肢内侧后缘的是

60. 分布于下肢外侧后缘的是

(61～62 题共用备选答案)

A. 咳逆上气

B. 恶心呕吐

C. 头晕目眩、耳鸣

D. 胃脘疼痛

E. 脘腹有重坠感

61. 上气不足,可引起的症状是

62. 胃气上逆,可引起的症状是

(63～64 题共用备选答案)

A. 森林脑炎见于春天

B. 吸毒、不正当性行为可致艾滋病

C. 城市肺癌发病率和死亡率高于农村

D. 流行性乙型脑炎和脊髓灰质炎多为隐性流行

E. 因有效治疗方法的应用提高了某病的患病率

63. 以上说法属于人群分布的是

64. 以上说法属于地区分布的是

(65～66 题共用备选答案)

A. 零级预防

B. 一级预防

C. 二级预防

D. 三级预防

E. 四级预防

65. 社区筛检属于

66. 周期性健康检查属于

(67～68 题共用备选答案)

A. 患者的主观资料

B. 客观资料

C. 评估

D. 描述

E. 计划

67. 全科医疗健康档案 SOAP 形式中的"S"是

68. 全科医疗健康档案 SOAP 形式中的"O"是

(69～70 题共用备选答案)

A. 易回答原则

B. 中性原则

C. 一事一问原则

D. 具体化原则

E. 迂回原则

69. "您对工作和家庭感到满意吗?",这种问

题不符合问卷设计形式的

70. 调查敏感性问题,如流产时,可以问怀孕几次,分娩几次来推算流产次数,而不直接问流产次数,这种问卷设计形式符合

(71 ~ 72 题共用备选答案)

　　A. 描述性研究

　　B. 队列研究

　　C. 病例对照

　　D. 实验性研究

　　E. 理论性研究

71. 主要根据暴露状况来抽取样本的研究是

72. 一般而言,流行病学研究的起点是

(73 ~ 74 题共用备选答案)

　　A. 乌头

　　B. 甘草

　　C. 三棱

　　D. 芒硝

　　E. 藜芦

73. 不宜与瓜蒌同用的药物是

74. 不宜与牙硝同用的药物是

(75 ~ 76 题共用备选答案)

　　A. 退虚热,凉血,解暑,截疟

　　B. 退虚热,除疳热,清湿热

　　C. 清虚热,除疳热

　　D. 清热燥湿,泻火解毒,退虚热

　　E. 和解退热,疏肝解郁,升举阳气

75. 银柴胡具有的功效是

76. 胡黄连具有的功效是

(77 ~ 78 题共用备选答案)

　　A. 丝瓜络

　　B. 蚕沙

　　C. 豆蔻

　　D. 木瓜

　　E. 鹿衔草

77. 具有祛风、通络、活血功效的药物是

78. 具有祛风除湿、和胃化湿功效的药物是

(79 ~ 80 题共用备选答案)

　　A. 侧柏叶

　　B. 地榆

　　C. 大蓟

　　D. 槐花

　　E. 小蓟

79. 既善于治疗吐衄便血,又善于治疗肝火上炎之头痛目赤的药物是

80. 既善于治疗吐衄便血,又善于治疗肺热咳嗽有痰的药物是

(81 ~ 82 题共用备选答案)

　　A. 既能平肝潜阳,又能清肝明目

　　B. 既能软坚散结,又能平肝潜阳

　　C. 既能软坚散结,又能利水

　　D. 既能软坚散结,又能散血解毒

　　E. 既能软坚散结,又能活血止痛

81. 牡蛎具有的功效是

82. 珍珠母具有的功效是

(83 ~ 84 题共用备选答案)

　　A. 补肝肾,行血脉

　　B. 壮肾阳,温脾阳

　　C. 补肾阳,祛风湿

　　D. 补肝肾,暖腰膝

　　E. 补肝肾,强筋骨

83. 巴戟天具有的功效是

84. 五味子具有的功效是

(85 ~ 86 题共用备选答案)

　　A. 产后瘀阻腹痛

　　B. 乳房胀痛

　　C. 咳喘痰多

　　D. 遗精遗尿

　　E. 胁肋胀

85. 山楂除消食外,还可治疗的病证是

86. 莱菔子除消食外,还可治疗的病证是

（87~88题共用备选答案）

A. 半夏、甘草

B. 苏子、杏仁

C. 黄芩、桂枝

D. 苏子、甘草

E. 细辛、杏仁

87. 小青龙汤与定喘汤组成中均含有的药物是

88. 苏子降气汤与定喘汤组成中均含有的药物是

（89~90题共用备选答案）

A. 杏苏散

B. 清燥救肺汤

C. 桑菊饮

D. 银翘散

E. 桑杏汤

89. 外感温燥证，治宜选用

90. 风温初起证，治宜选用

（91~92题共用备选答案）

A. 外感风寒，寒饮内停

B. 肾阳不足，痰饮上壅于肺

C. 素有多痰，复感风寒，郁而化热

D. 表邪化热，肺热炽盛

E. 肺有伏火郁热

91. 苏子降气汤主治病证的病机是

92. 定喘汤主治病证的病机是

（93~94题共用备选答案）

A. 补中益气汤

B. 青蒿鳖甲汤

C. 当归补血汤

D. 当归六黄汤

E. 清骨散

93. 治疗气虚发热的代表方剂是

94. 治疗血虚发热的代表方剂是

（95~96题共用备选答案）

A. 朱砂安神丸

B. 天王补心丹

C. 酸枣仁汤

D. 导赤散

E. 归脾汤

95. 治疗心肾阴亏血少之心悸失眠，首选的方剂是

96. 治疗心脾气血两虚之心悸失眠，首选的方剂是

（97~98题共用备选答案）

A. 大秦艽汤

B. 消风散

C. 牵正散

D. 小活络丹

E. 川芎茶调散

97. 风痰阻于头面经络之口眼歪斜者，治宜选用

98. 风邪初中经络之口眼歪斜者，治宜选用

（99~100题共用备选答案）

A. 苇茎汤

B. 泻白散

C. 大承气汤

D. 麻子仁丸

E. 大黄牡丹汤

99. 治疗肺痈的方剂是

100. 治疗肠痈的方剂是

一、A1 型题

1. 经常日间汗出,活动后尤甚者,称为
   A. 盗汗
   B. 自汗
   C. 战汗
   D. 绝汗
   E. 脱汗

2. 饥不欲食多由于
   A. 胃强脾弱
   B. 胃阴不足
   C. 胃火炽盛
   D. 胃气将绝
   E. 脾胃湿热

3. 咽喉色鲜红娇嫩,肿痛不甚,属于
   A. 肺胃积热
   B. 痰湿停滞
   C. 寒凝咽喉
   D. 阴虚火旺
   E. 胃中有热

4. 舌淡白胖嫩,边有齿痕而又有裂纹,属于
   A. 脾虚湿侵
   B. 先天性舌裂
   C. 血虚不润
   D. 阴液亏损
   E. 热盛伤津

5. 主病气血大虚,阳气衰微者,其脉象是
   A. 短脉
   B. 微脉
   C. 弱脉
   D. 散脉
   E. 代脉

6. 神志清楚,语言时有错乱,语后自知言错,为

A. 谵语
B. 郑声
C. 独语
D. 错语
E. 叹息

7. 下列哪项不符合阴证的临床特点
   A. 身重蜷卧
   B. 静而少言
   C. 腹痛喜按
   D. 大便溏泄气腥
   E. 小便短赤涩痛

8. 腹部坠胀,子宫脱垂,多属
   A. 气虚证
   B. 气陷证
   C. 气血两虚证
   D. 血虚证
   E. 气不摄血证

9. 下列哪项不是肾气不固证的临床表现
   A. 滑精早泄
   B. 夜尿频多
   C. 带下清稀
   D. 少便失禁
   E. 浮肿少尿

10. 下列不属于肺热炽盛证临床表现的是
    A. 发热口渴
    B. 咳嗽气喘
    C. 鼻翼扇动
    D. 痰黄稠量多
    E. 咽喉肿痛

11. 肝阳上亢证与肝火炽盛证的鉴别依据是
    A. 头重脚轻

B. 急躁易怒

C. 眩晕耳鸣

D. 头目胀痛

E. 面红目赤

12. 咳嗽胸闷,气喘息粗,咳吐脓血腥臭痰,胸痛,发热口渴,舌红苔黄腻,脉滑数,属

A. 痰热壅肺证

B. 肺热炽盛证

C. 肺火犯肺证

D. 燥邪犯肺证

E. 饮停胸胁证

13. 双侧眼球突出常见于

A. 急性肾炎

B. 甲状腺功能亢进症

C. 心功能不全

D. 肝硬化

E. 甲状腺功能减退症

14. 头痛伴喷射性呕吐多见于

A. 急性胃炎

B. 霍乱

C. 胆结石

D. 颅内高压

E. 幽门梗阻

15. 吸气性呼吸困难的特征是

A. 明显的哮鸣音

B. 深大呼吸

C. 呼吸浅慢

D. "三凹征"

E. 胸部一侧呼吸减弱

16. 支气管哮喘呼吸困难的特征为

A. 反复发作的呼气性呼吸困难

B. 反复发作的吸气性呼吸困难

C. 反复发作的混合性呼吸困难

D. 神经精神性呼吸困难

E. 吸气性"三凹征"

17. 关于问诊的方法,不正确的是

A. 态度要和蔼、柔和

B. 循循善诱,以暗示引导患者提供所需资料

C. 尽量用通俗语言问诊

D. 直接询问患者,获取病史资料

E. 从简单问题开始问起

18. 40 岁以上听到第三心音,常提示

A. 高血压

B. 动脉粥样硬化

C. 心肌供血不足

D. 贫血

E. 心功能不全

19. 桶状胸,两肺呼吸动度及语颤减弱,听诊两肺呼吸音较低。可能的疾病是

A. 气胸

B. 肺气肿

C. 胸腔积液

D. 肺不张

E. 心功能不全

20. 使气管偏向患侧的疾病是

A. 气胸

B. 肺不张

C. 不匀称的甲状腺肿大

D. 胸腔积液

E. 纵隔肿瘤

21. 甲状腺功能减退的面容是

A. 苦笑面容

B. 无欲貌

C. 满月面容

D. 肢端肥大面容

E. 黏液水肿面容

22. 左心室增大时,心尖搏动移位的方向是

A. 向左

B. 向右

C.向右下

D.向左下

E.向后

23.关于肠鸣音的叙述,正确的是

A.机械性肠梗阻时肠鸣音亢进

B.正常肠鸣音为 6～10 次/分

C.麻痹性肠梗阻时肠鸣音活跃

D.电解质紊乱时不影响肠鸣音

E.胃肠道大出血时肠鸣音减弱

24.归脾经的食物是

A.苦瓜、荞麦

B.冬瓜、玉米

C.百合、莲子

D.猪肉、莲藕

E.佛手、小麦

25.布伦斯特伦(Brunnstrom)神经生理疗法治疗脑卒中偏瘫的重点是

A.增强肌力

B.加大关节活动范围

C.促进神经生理功能恢复

D.按神经生理特点恢复功能

E.利用张力性反射与协同模式改善运动控制

26."安身之本,必资于食"的养生理论出自

A.老子

B.达摩

C.庄子

D.孙思邈

E.张仲景

27.脑卒中患者偏瘫侧肢体分级处于 Brunnstrom Ⅱ期,康复治疗措施正确的是

A.控制肌痉挛和异常运动模式,促进分离运动的出现

B.增强患侧肢体肌力、耐力训练

C.增强患侧肢体平衡和协调性训练

D.恢复、提高肌张力,诱发主动运动

E.控制肌痉挛,促进选择性运动和速度运动更好地恢复

28.在进行记忆障碍训练的过程中包括很多方法,其中不确切的是

A.背诵法

B.分解－联合法

C.首词记忆法

D.记忆技巧法

E.联想法

29.徒手抗阻训练要求局部肌力至少

A.1级

B.2级

C.3级

D.4级

E.5级

30.下列有关传染病中医治法的叙述,不属于和解法的是

A.和解少阳

B.分消走泄

C.开达膜原

D.清肺润燥

E.和解截疟

31.熟悉传染病的潜伏期,是为了

A.确定诊断

B.确定检疫期

C.预测流行趋势

D.追踪传染来源

E.有助于指导治疗

32.下列免疫制剂不属于主动免疫剂的是

A.菌苗

B.灭活疫苗

C.减毒活疫苗

D.类毒素

E.抗毒素

33. 流脑典型脑脊液外观是
    A. 稍浑浊
    B. 毛玻璃样
    C. 绿色脓样
    D. 米汤样
    E. 血水样

34. 下列有关 HIV 的描述,不正确的是
    A. 为 RNA 病毒
    B. 有包膜
    C. 有两个抗原型(HIV - Ⅰ 和 HIV - Ⅱ)
    D. 对紫外线敏感
    E. 为人类免疫缺陷病毒

35. 细菌性痢疾的基本病机是
    A. 疫毒炽盛,燔灼气血
    B. 湿热疫毒内蕴肠腑
    C. 脾阳素虚,寒湿内生
    D. 素体阳盛,湿热蕴蒸
    E. 湿热疫毒日久伤阴

36. 最早提出遗忘曲线及其规律的心理学家是
    A. 巴甫洛夫
    B. 艾宾浩斯
    C. 斯金纳
    D. 冯特
    E. 马斯洛

37. 按照心理现象进行分类,感觉障碍、思维障碍、记忆障碍属于
    A. 情感过程障碍
    B. 意志过程障碍
    C. 认知过程障碍
    D. 智能障碍
    E. 人格障碍

38. 心理障碍是对不同种类的和异常的统称
    A. 智力、认知、情绪
    B. 智力、情绪、行为
    C. 认知、情绪、适应能力

D. 情绪、行为、社会关系
E. 心理、情绪、行为

39. 最能反映医患关系性质的表述是一种
    A. 陌生人关系
    B. 信托关系
    C. 主动 - 被动关系
    D. 类似父子的关系
    E. 商品关系

40. 在药物治疗中,临床医生应遵循的道德要求不包括
    A. 对症用药
    B. 优先选择进口药
    C. 合理配伍
    D. 严守法规
    E. 剂量适宜

41. 下列不能体现医患之间契约关系的做法是
    A. 患者挂号看病
    B. 医生可向患者做应有的承诺
    C. 先收费然后给予检查处理
    D. 先签手术协议然后实施手术
    E. 患者送红包时保证不给医生宣扬

42. 医师在诊疗活动中,不过度医疗所体现的医师行为规范是
    A. 规范行医
    B. 严格权限
    C. 救死扶伤
    D. 重视人文
    E. 规范文书

43. 能体现人体试验科学原则的是
    A. 以健康人或患者作为受试对象
    B. 试验时使用对照和双盲法
    C. 不选择弱势人群受试对象
    D. 弱势人群若参加试验,需要监护人签字
    E. 试验中受试者得到专家的允许后可自由决定是否退出

44. 下列医患关系中,属于非技术关系的是
    A. 医务人员为患者实施手术
    B. 医务人员在急诊室抢救昏迷患者
    C. 医务人员对患者的同情和尊重
    D. 医务人员以精湛医术为患者服务
    E. 医务人员向患者解释病情

45. 下列属于行政处分的是
    A. 行政拘留
    B. 记大过
    C. 管制
    D. 罚金
    E. 赔礼道歉

46. 不予注册的情形消失,申请重新执业的,应当由县级以上人民政府卫生健康主管部门或者其委托的医疗卫生机构、行业组织考核合格,并依法申请办理
    A. 准予注册手续
    B. 中止注册手续
    C. 注销注册手续
    D. 变更注册手续
    E. 重新注册手续

47. 发现丙类传染病患者、疑似患者和规定报告的传染病病原携带者,其法定报告时限为
    A. 2 小时内
    B. 12 小时内
    C. 18 小时内
    D. 24 小时内
    E. 36 小时内

48. 医师甲经执业医师注册,在某医疗机构执业。一年后,该医师受聘到另一家预防机构执业,对其改变执业地点和类别的行为
    A. 预防机构允许即可
    B. 无须经过准予注册的卫生健康主管部门办理变更注册手续
    C. 应到准予注册的卫生健康主管部门办理变更注册手续
    D. 任何组织和个人无权干涉
    E. 只要其医术高明,就不受限制

49. 中药的研制生产、经营、使用和监督管理依照
    A.《中华人民共和国中医药条例》
    B.《中华人民共和国药品管理法》
    C.《中药品种保护条例》
    D.《麻醉药品管理办法》
    E.《医疗用毒性药品管理办法》

50.《医疗机构从业人员行为规范》适用于哪些人员
    A. 医疗机构的医生、护士、药剂、医技人员
    B. 医疗机构的医护及后勤人员
    C. 医疗机构的管理、财务、后勤等人员
    D. 药学技术人员
    E. 医疗机构内所有从业人员

二、B1 型题

答题说明

以下提供若干组考题,每组考题共用在考题前列出的 A、B、C、D、E 五个备选答案,请从中选择一个与问题关系最密切的答案。某个备选答案可能被选择一次、多次或不被选择。

（51～52 题共用备选答案）
    A. 实热证
    B. 血虚证
    C. 血瘀证
    D. 虚热证
    E. 戴阳证

51. 久病重病面色苍白,而颧颊部嫩红如妆,属
52. 两颧潮红者,属

(53~54题共用备选答案)

A. 外感表证

B. 内热证

C. 血络闭郁

D. 各种痛证

E. 脾虚疳积

53. 指纹紫红者证属

54. 指纹紫黑者证属

(55~56题共用备选答案)

A. 谵语

B. 郑声

C. 独语

D. 错语

E. 太息

55. 神识不清,语言重复,时断时续,语音低弱,为

56. 神识不清,语无伦次,声高有力,为

(57~58题共用备选答案)

A. 涩脉

B. 弦脉

C. 伏脉

D. 紧脉

E. 革脉

57. 主病邪闭、厥证或痛极的脉象是

58. 主病气滞血瘀、痰食内停、精伤、血少的脉象是

(59~60题共用备选答案)

A. 脉位的浮沉

B. 脉力的大小

C. 脉形的长短

D. 脉率的快慢

E. 脉律的齐否

59. 动脉与长脉的主要不同点,在于

60. 濡脉与弱脉的主要不同点,在于

(61~62题共用备选答案)

A. 痛如针刺,舌紫脉涩

B. 心胸闷痛,体胖痰多

C. 痛势剧烈,得温痛缓

D. 疼痛而胀,因郁而作

E. 畏寒肢冷,面色晦暗

61. 寒凝心脉的特征表现为

62. 瘀阻心脉的特征表现为

(63~64题共用备选答案)

A. 食滞胃肠证

B. 肠道湿热证

C. 肠燥津亏证

D. 肠热腑实证

E. 寒滞胃肠证

63. 以腹痛暴泻,下痢脓血,大便黄稠臭秽为主要表现的证候是

64. 以脘腹痞胀疼痛,呕吐酸馊腐臭食物为主要表现的证候是

(65~66题共用备选答案)

A. 津亏证

B. 津脱证

C. 血燥证

D. 湿阻证

E. 痰饮证

65. 因饮食不洁,上吐下泻,经禁食后缓解,见双目凹陷,脉虚缓,辨证为

66. 胸部憋闷不舒,头晕身重,舌淡胖有齿痕,苔腻,辨证为

(67~68题共用备选答案)

A. 直中

B. 越经传

C. 表里传

D. 合病

E. 循经传

67. 伤寒隔一经或两经以上相传者,称为

68. 伤寒初起不从阳经传入,而病邪直入三阴者,称为

(69～70 题共用备选答案)
A. 右上腹疼痛向右肩背部放射
B. 侧腹痛向腹内侧及会阴部放射
C. 上腹部规律性疼痛向后背部放射
D. 上腹部疼痛向腰骶部放射
E. 腹痛伴有呼吸困难、胸闷胸痛

69. 消化性溃疡的腹痛特点是
70. 输尿管结石的腹痛特点是

(71～72 题共用备选答案)
A. 呼吸音减弱
B. 呼吸音消失
C. 呼吸音增强
D. 呼吸音延长
E. 呼吸音正常

71. 贫血患者的呼吸音特点是
72. 胸壁肥厚的呼吸音特点是

(73～74 题共用备选答案)
A. 腹痛伴呕吐宿食
B. 腹痛伴血尿
C. 腹痛伴腹泻
D. 腹痛伴休克
E. 腹痛伴腹部肿块

73. 尿路结石时出现的临床表现是
74. 幽门梗阻时出现的临床表现是

(75～76 题共用备选答案)
A. ALT 明显升高
B. 血氨明显升高
C. γ–GT 明显升高
D. MAO 明显升高
E. ALP 明显升高

75. 急性肝炎实验室检查可见
76. 阻塞性黄疸实验室检查可见

(77～78 题共用备选答案)
A. 面色潮红,兴奋不安,口唇干燥
B. 表情淡漠,反应迟钝,呈无欲状态
C. 面色苍白,颜面浮肿

D. 眼裂增大,眼球突出,目光闪烁,惊恐貌
E. 面色晦暗,双颊紫红,口唇发绀

77. 二尖瓣面容的特点是
78. 甲亢面容的特点是

(79～80 题共用备选答案)
A. 肺部叩诊呈过清音
B. 肺部叩诊呈鼓音
C. 肺部叩诊呈实音
D. 肺部叩诊呈清音
E. 肺部叩诊呈浊音

79. 气胸
80. 肺气肿

(81～82 题共用备选答案)
A. 淡红色尿
B. 淡黄色尿
C. 深黄色尿
D. 酱油样尿
E. 乳白色尿

81. 急性溶血时可出现
82. 丝虫病患者可出现

(83～84 题共用备选答案)
A. 脓血便
B. 鲜血便
C. 柏油样便
D. 白陶土样便
E. 稀糊状便

83. 痢疾可见
84. 阻塞性黄疸可见

(85～86 题共用备选答案)
A. P 波
B. PR 间期
C. QRS 波群
D. T 波
E. QT 间期

85. 左右心室除极形成的是
86. 左右心房除极形成的是

(87~88题共用备选答案)
A.20分
B.15分
C.10分
D.5分
E.0分

87.患者能借助手杖上下一层楼,该患者用巴塞尔(Barthel)指数评估,上下楼梯项评分为多少分

88.患者独立进厕所,自己穿脱裤子,便后自己使用卫生纸,该患者用Barthel指数评估,进出厕所项评分为多少分

(89~90题共用备选答案)
A.微小RNA病毒
B.嗜肝DNA病毒
C.黄病毒
D.杯状病毒
E.缺陷病毒

89.乙肝病毒属于
90.丙肝病毒属于

(91~92题共用备选答案)
A.青霉素
B.氯霉素
C.甲硝唑
D.环丙沙星
E.庆大霉素

91.流行性脑脊髓膜炎的治疗首选
92.伤寒的治疗首选

(93~94题共用备选答案)
A.志贺菌属
B.奈瑟菌属
C.沙门菌属
D.埃希菌属
E.弧菌属

93.脑膜炎球菌属于
94.痢疾杆菌属于

(95~96题共用备选答案)
A.焦虑性神经症
B.人格障碍
C.恐惧性神经症
D.神经衰弱
E.癔症

95.主要表现为转化反应和分离反应两种形式,出现心理障碍导致的生理功能丧失或人格几部分之间的分裂,这是

96.患者常常抱怨心情紧张,精神容易疲劳,爱发脾气,睡眠差,这是

(97~98题共用备选答案)
A.头痛医头,脚痛医脚
B.护士发现医嘱中有问题,及时向大夫提出,大夫并未虚心接受,反而怨其多事
C.主治医师发现上级医师诊疗有误,不但未加指出反而为其遮掩
D.患者反映某医师开CT检查单而分得"开单费"
E.医生收取患者的酬礼

97.上述医师的做法或说法中,不符合诊疗中"患者健康利益第一"原则的是

98.上述医师的做法或说法中,不符合诊疗中"患者身心统一"原则的是

(99~100题共用备选答案)
A.6小时
B.12小时
C.24小时
D.7天
E.10天

99.因抢救急危患者,未能及时书写病历的,医务人员应在抢救结束后多长时间内据实补记

100.患者死亡,医患双方对死因有异议的,可进行尸检,若具备尸体冻存条件,尸检时间可延长至

一、A1 型题

答题说明

以下每一道考题下面有 A、B、C、D、E 五个备选答案,请从中选择一个最佳答案。

1. 气虚感冒,表虚自汗,易伤风邪者,常用的方剂是
   A. 玉屏风散
   B. 补肺汤
   C. 防风汤
   D. 参苏饮
   E. 加减葳蕤汤

2. 实喘的主要病变脏腑是
   A. 肾
   B. 心
   C. 肝
   D. 脾
   E. 肺

3. 下列不属于惊悸或怔忡鉴别要点的是
   A. 致病多由外因或内因引起
   B. 诱因常与惊恐、恼怒或劳累有关
   C. 全身情况较好或较差
   D. 病性属实或属虚
   E. 病位在肝或在心

4. 下列不属于胸痹治疗原则的是
   A. 活血化瘀
   B. 辛温通阳
   C. 泄浊豁痰
   D. 培补阳气
   E. 滋阴润肺

5. 外感头痛的病因是
   A. 以燥邪为主
   B. 以热邪为主
   C. 以风邪为主
   D. 以寒邪为主
   E. 以湿邪为主

6. 瘀血停胃型胃痛者,体倦乏力,舌淡,脉弱,常加何药
   A. 桃仁、红花
   B. 茯苓、白术
   C. 青皮、郁金
   D. 党参、黄芪
   E. 三七、白及

7. 下列不属于肝郁气滞型胁痛症状特点的是
   A. 怒则痛甚
   B. 胸闷气短
   C. 胁肋掣痛
   D. 痛而兼胀
   E. 痛无定处

8. 下列不属于气滞便秘主证的是
   A. 大便秘结,欲便不得
   B. 嗳气频作,胸胁痞满
   C. 腹胀,纳呆
   D. 舌苔黄腻
   E. 脉弦

9. 阳水水湿浸渍证的治法是
   A. 化湿清热利水
   B. 化湿利水,补脾益气
   C. 运脾化湿,通阳利水
   D. 益气健脾,行气运湿
   E. 温运脾阳,以利水湿

10. 关于痢疾与泄泻的鉴别,下列无鉴别意义的是
    A. 泻下稀薄或赤白黏冻
    B. 泻下爽利与否
    C. 里急后重之有无
    D. 泻下次数之多少

E. 泻下有无脓血

11. 热淋的主症不包括
　　A. 小便短涩
　　B. 尿道灼热刺痛
　　C. 小腹坠胀
　　D. 排尿突然中断
　　E. 尿色黄赤

12. 诊断急性肾盂肾炎最主要的依据是
　　A. 尿路刺激征
　　B. 脓尿和菌尿
　　C. 高热、寒战、腰痛
　　D. 肋脊点压痛
　　E. 尿蛋白不多

13. 对心室颤动最有效的治疗是
　　A. 静脉注射美托洛尔
　　B. 静脉注射利多卡因
　　C. 电除颤
　　D. 静脉注射胺碘酮
　　E. 静脉注射普罗帕酮

14. 有头疽的整个病程约为
　　A. 1 周
　　B. 2 周
　　C. 3 周
　　D. 4 周
　　E. 5 周

15. 乳癖的特点是
　　A. 乳块肿痛,皮色微红,按后痛甚
　　B. 乳块皮肉相连,溃破脓稀薄如痰
　　C. 乳痛和肿块与月经周期及情志变化密切
　　　相关
　　D. 乳块质地较软,月经后缩小
　　E. 肿块高低不平,质硬,推之不动

16. 较重的肠梗阻的全身变化不包括

A. 脱水
B. 低钾血症
C. 贫血
D. 毒血症
E. 白细胞增多

17. 下列除哪项外,均为月经过少的病机
　　A. 肾虚
　　B. 血虚
　　C. 血瘀
　　D. 痰湿
　　E. 脾虚

18. 治疗实热型崩漏的最佳方剂是
　　A. 归脾汤
　　B. 保阴煎
　　C. 两地汤
　　D. 固本止崩汤
　　E. 清热固经汤

19. 血虚型产后身痛的治法是
　　A. 养血益气,散寒除湿
　　B. 养血祛风,温经通络
　　C. 养血益气,温经通络
　　D. 养血祛风,散寒除湿
　　E. 养血活血,通络止痛

20. 治疗小儿暑邪感冒的首选方是
　　A. 银翘散
　　B. 桑菊饮
　　C. 清宁散
　　D. 白虎汤
　　E. 新加香薷饮

21. 脾虚泻的常见症状不包括
　　A. 大便稀溏,色淡不臭
　　B. 食后作泻,时轻时重
　　C. 面色萎黄,形体消瘦
　　D. 神疲倦怠

E.舌苔厚腻

22.下列腧穴在五行配属中,属金的是
    A.少府
    B.大陵
    C.阳溪
    D.后溪
    E.经渠

23.膀胱的募穴是
    A.石门
    B.章门
    C.京门
    D.中极
    E.关元

24.位于手背侧,第1至第5指间,指蹼缘后方赤白肉际处的穴位是
    A.四缝
    B.八邪
    C.八风
    D.二白
    E.四关

25.下列腧穴不在腕横纹上的是
    A.腕骨
    B.阳溪
    C.神门
    D.阳池
    E.大陵

26.额旁3线不能用于治疗
    A.排卵障碍性异常子宫出血
    B.遗精、阳痿
    C.子宫脱垂
    D.尿频、尿急
    E.心脏病

27.治疗胁痛疗效较好的组方是

A.内关、公孙
B.外关、阳陵泉
C.京门、章门
D.外关、大包
E.支沟、阳陵泉

28.针刺治疗便秘要穴不包括
    A.大肠俞
    B.天枢
    C.石门
    D.支沟
    E.上巨虚

29.绿风内障的主要特征不包括
    A.胞睑肿胀
    B.眼珠变硬
    C.瞳神散大
    D.瞳色淡绿
    E.视力减退

30.化学性眼损伤患者的处置首当
    A.就地用大量清水冲洗
    B.中和冲洗
    C.立即送医
    D.滴用抗生素眼药水
    E.充分散瞳

31.肺经蕴热型鼻窒的首选方是
    A.黄芩汤
    B.温肺止流丹
    C.通窍活血汤
    D.参苏饮
    E.玉屏风散

32.喉痹实证的治疗原则不包括
    A.清热
    B.解毒
    C.化痰
    D.利咽

E. 益气

33. 骨折后期常用的内治法不包括
A. 和营止痛法
B. 补气养血法
C. 健脾益胃法
D. 补益肝肾法
E. 温经通络法

34. 下列不属于脱位特有体征的是
A. 弹性固定

B. 可触摸到骨端关节面
C. 关节盂空虚
D. 关节畸形
E. 功能障碍

35. 踝关节内翻扭伤,压痛点多在
A. 内踝前下方
B. 内踝后方
C. 外踝前下方
D. 外踝下方
E. 外踝后方

二、A2 型题

答题说明

以下每一道考题下面有 A、B、C、D、E 五个备选答案,请从中选择一个最佳答案。

36. 患者,女,30 岁。呕吐反复发作 2 年。每因饮食不慎即发呕吐,倦怠乏力,眩晕作呕,口干不欲饮,喜暖恶寒,面色苍白,甚则四肢不温,大便溏薄,舌质淡,脉濡。其治法应是
A. 滋阴养胃,降逆止呕
B. 疏肝和胃降逆
C. 消食化滞,和胃降逆
D. 温化痰饮,和胃降逆
E. 温中健脾,和胃降逆

37. 患者,男,40 岁。咳嗽气粗,咳痰量多,痰质黏稠而黄,咳吐不爽,胸胁胀满,面赤身热,口干,舌红,苔黄腻,脉滑数。治疗应首选
A. 止嗽散
B. 桑菊饮
C. 二陈汤
D. 清金化痰汤
E. 加减泻白散

38. 患者,女,50 岁。患风湿性关节炎多年,现心悸不安,心痛时作,胸闷不舒,舌紫暗,苔

白,脉涩。治宜选用
A. 参附汤
B. 桃仁红花煎
C. 通窍活血汤
D. 朱砂安神丸
E. 桃红四物汤

39. 患者,男,71 岁。过劳后诱发左侧胸部剧烈疼痛 3 小时,疼痛向左肩放射,伴头晕,乏力,心慌,气短,大汗出,四肢厥冷,舌淡紫,苔白腻,脉沉细弦。其治法是
A. 宣通胸阳,散寒化浊
B. 益气温阳,活血通络
C. 通阳泄浊,豁痰开结
D. 益气养阴,活血化瘀
E. 补益心气,活血化瘀

40. 患者,男,60 岁。小便频数,浑浊如膏,夜尿尤多,伴腰膝酸软,形寒畏冷,四肢欠温,阳痿,舌苔淡白而干,脉沉细无力。治宜选用
A. 归脾汤
B. 金锁固精丸

C. 消渴方

D. 六味地黄丸

E. 金匮肾气丸

41. 患者,男,35 岁。胃脘灼痛,痛势急迫,烦躁易怒,反酸,口干口苦,舌红,苔黄,脉弦。辨证为

A. 肝气犯胃

B. 肝胃郁热

C. 饮食停滞

D. 瘀血内停

E. 寒邪客胃

42. 患者,男,65 岁。头胀痛如裂,发热恶风,口渴欲饮,便秘,溲黄,舌红,苔黄,脉浮数。治疗首选方为

A. 川芎茶调散

B. 龙胆泻肝汤

C. 芎芷石膏汤

D. 桑菊饮

E. 天麻钩藤饮

43. 患者,男,74 岁。素体丰肥,时作眩晕、肢麻。今晨醒后突然发现眼角及右侧嘴角歪斜,口角流涎,语言謇涩,右侧半身不遂,但神志清楚,苔薄白,脉弦滑。诊断为

A. 中风(中经络,气虚血瘀证)

B. 中风(中脏腑,痰浊内闭证)

C. 痹证(风寒湿痹)

D. 中风(中经络,风痰入络证)

E. 眩晕(肝阳上亢证)

44. 患者虽有便意,临厕努挣乏力,挣则汗出短气,便后乏力,大便并不干硬,面色㿠白,神疲气怯,舌淡,苔薄,脉虚。治宜选用

A. 麻子仁丸

B. 六磨汤

C. 润肠丸

D. 黄芪汤

E. 济川煎

45. 患者,男,30 岁。上腹突发刀割样疼痛,很快波及全腹,体温 39℃,腹部呈板状,有明显压痛、反跳痛和肌紧张,肝浊音界消失,肠鸣音消失。最可能的诊断是

A. 急性化脓性胆囊炎

B. 胃十二指肠溃疡穿孔

C. 急性阑尾炎穿孔

D. 急性出血性胰腺炎

E. 急性梗阻性化脓性胆管炎

46. 患者,男,46 岁。因昏迷,尿失禁半小时被送入医院。多汗,流涎,血压 150/90mmHg,双侧瞳孔缩小,面肌颤动,双肺可闻及湿啰音,心率 78 次/分,律齐,无杂音。最可能的诊断是

A. 一氧化碳中毒

B. 急性有机磷农药中毒

C. 安眠药中毒

D. 蛛网膜下腔出血

E. 癫痫持续状态

47. 患者,男,78 岁。患背部有头疽月余,局部疮形平塌,根盘散漫,疮色紫滞,溃后脓水稀少,伴有唇燥口干,便艰溲短,舌质红,脉细数。内治应首选

A. 仙方活命饮

B. 竹叶黄芪汤

C. 托里消毒散

D. 知柏地黄汤

E. 清骨散

48. 患者,男,70 岁。进行性排尿困难 2 年。症见精神不振,面色㿠白,畏寒喜暖,腰膝酸冷,夜尿 3 ~ 4 次/日,舌苔薄白,脉沉细。其证候是

A. 湿热下注,膀胱涩滞

B. 中气下陷,膀胱失约

C. 肾阴不足,水液不利

D. 肾阳不足,气化无权

E. 下焦蓄血,瘀阻膀胱

49. 患者,女,28 岁。产后乳房胀痛,位于乳房外上方皮肤嫩红,肿块形似鸡卵,压痛明显,按之中软,有波动感,伴壮热、口渴。行切开引流,正确的操作是

A. 循乳络方向做放射状切口

B. 乳晕旁做弧形切口

C. 脓肿处做任意切口

D. 以乳头为中心做弧形切口

E. 脓肿波动明显处做切口

50. 患者,女,16 岁。近 4 个月来月经提前 10 多天,量多色紫红,质稠有块,头晕面赤,小便黄赤,舌红,苔薄黄,脉滑数。治疗应首选

A. 保阴煎

B. 清经散

C. 丹栀逍遥散

D. 清热固经汤

E. 两地汤

51. 患者,女,33 岁。妊娠期间少量阴道出血,色淡红质稀,小腹空坠痛,腰酸,心悸气短,神疲。舌淡,苔白,脉细弱。治疗应首选

A. 胎元饮

B. 寿胎丸

C. 安奠二天汤

D. 滋肾育胎丸

E. 当归散

52. 患者,女,34 岁。4 年前因患子宫肌瘤自然流产 1 次,现妊娠 43 天,阴道不时少量下血,腰酸,胎动下坠,口干不欲饮,舌暗红,脉沉弦。其证候是

A. 跌仆伤胎

B. 气虚

C. 肾虚

D. 血虚

E. 癥瘕伤胎

53. 患儿,男,2 岁。麻疹高热 4 天,皮肤疹点密集成片,色紫红,遍及周身,神昏,抽搐 3 次。治疗应首选

A. 清金化痰汤

B. 清解透表汤

C. 羚角钩藤汤

D. 天麻钩藤饮

E. 银翘散

54. 患儿,女,6 岁。1 年前因反复感冒出现浮肿及尿检异常,经治疗浮肿消退,尿检仍未恢复正常。现症见面白少华,倦怠乏力,易出汗及感冒,舌质淡,苔薄白,脉缓弱。诊断为肾病综合征,其证候是

A. 风水相搏

B. 气阴两虚

C. 肺脾气虚

D. 脾肾阳虚

E. 肝肾阴虚

55. 患者,女,26 岁。昨日起突发头痛,以颠顶部为重,伴恶寒发热,食欲不振,舌淡,苔白,脉浮。针灸治疗应选

A. 上星、头维、合谷、阿是穴

B. 率谷、太阳、侠溪、阿是穴

C. 后顶、天柱、昆仑、阿是穴

D. 百会、通天、行间、阿是穴

E. 外关、合谷、前顶、四神聪

56. 患者,男,16 岁,中学生。今天上体育课时,左踝扭伤,疼痛不可走路,无明显血肿。此时可采用

A. 局部隔附子饼灸

B. 水针

C. 耳针

D. 隔姜灸

E. 刺络拔罐

57. 患者,女,35 岁。视近清楚,视远模糊,眼底见视网膜呈豹纹状改变,体疲乏力,舌质淡,苔薄白,脉细弱。治疗应首选

A. 驻景丸

B. 参苓白术散

C. 四物汤

D. 当归补血汤

E. 定志丸

58. 患者突起耳鸣,昼夜不停,听力下降,伴鼻塞、流涕、咳嗽、头痛、发热恶寒,舌红,苔薄黄,脉浮数。其辨证是

A. 风热侵袭

B. 肝火上扰

C. 痰火郁结

D. 气滞血瘀

E. 肾精亏损

59. 患儿,女,3 岁。1 个小时前被牵拉右前臂后哭闹不安,不肯用右手持物。查体:右前臂处于半屈旋前位,右肘部轻度压痛,无明显肿胀。X 线检查未见明显异常。最可能的诊断是

A. 桡骨头半脱位

B. 桡神经损伤

C. 肘关节脱位

D. 正中神经损伤

E. 尺神经损伤

60. 患者,男,65 岁。因右上肢放射痛伴手指麻木,动作不灵活 2 年就诊。查体:颈肩部压痛,神经牵拉试验及压头试验阳性,右上肢桡侧皮肤感觉减退,握力减弱,肌张力减低。最可能的诊断是

A. 交感神经型颈椎病

B. 脊髓型颈椎病

C. 椎动脉型颈椎病

D. 神经根型颈椎病

E. 混合型颈椎病

三、B1 型题

答题说明

以下提供若干组考题,每组考题共用在考题前列出的 A、B、C、D、E 五个备选答案,请从中选择一个与问题关系最密切的答案。某个备选答案可能被选择一次、多次或不被选择。

(61~62 题共用备选答案)

A. 痰中带血、质浊、有腥臭味

B. 痰多、色黄、质稠

C. 痰白、质稀

D. 脓血相兼浊痰、有腥臭味

E. 痰少、质黏、夹有血丝

61. 咳嗽肺阴亏耗证,其痰的特点是

62. 咳嗽痰热郁肺证,其痰的特点是

(63~64 题共用备选答案)

A. 镇惊定志,养心安神

B. 健脾益气,养心安神

C. 理气解郁,化痰醒神

D. 温补心阳,安神定悸

E. 振奋心阳,化气行水,宁心安神

63. 水饮凌心心悸的治法为

64. 心虚胆怯心悸的治法为

(65~66 题共用备选答案)

A. 中风

B. 厥证

C. 痫证

D. 眩晕

E. 痉病

65. 患者,男,40岁。头晕目眩,动则加剧,面色㿠白,神疲乏力,心悸少寐,舌淡,苔薄白,脉细弱。宜诊断为

66. 患者,女,62岁。突然昏仆,不省人事,牙关紧闭,口噤不开,两手握固,面白唇暗,四肢不温,苔白腻,脉沉滑缓。宜诊断为

(67~68题共用备选答案)
A. 寒邪客胃证
B. 饮食伤胃证
C. 肝气犯胃证
D. 湿热中阻证
E. 瘀血停滞证

67. 胃痛,矢气或大便后稍舒,多属
68. 胃痛,嗳气或矢气则痛缓者,多属

(69~70题共用备选答案)
A. 热秘
B. 气虚秘
C. 血虚秘
D. 阳虚秘
E. 气秘

69. 便秘伴面赤身热,口臭唇焦,尿赤,苔黄燥,脉滑数,证属
70. 便秘伴面色苍白,四肢不温,尿清,舌淡,苔白,脉沉迟,证属

(71~72题共用备选答案)
A. 越婢加术汤
B. 麻黄连翘赤小豆汤合五味消毒饮
C. 五皮饮合胃苓汤
D. 实脾饮
E. 疏凿饮子

71. 治疗水肿风水相搏证,应首选
72. 治疗水肿湿毒浸淫证,应首选

(73~74题共用备选答案)
A. 疏肝和胃,降逆止痛
B. 健脾燥湿,化痰散结
C. 解毒祛瘀,活血止痛
D. 温中散寒,健脾调胃
E. 补养气血,健脾益胃

73. 胃癌患者症见胸腹痞闷,呕吐痰涎,乏力纳呆,大便溏薄,舌淡红,苔白腻,脉濡滑。其治法是

74. 胃癌患者症见胃脘疼痛,痛有定处,心下痞硬,呕血或便血,肌肤甲错。舌暗紫,脉沉细涩。其治法是

(75~76题共用备选答案)
A. 毒蕈碱样症状
B. 烟碱样症状
C. 休克
D. 心衰
E. 呼吸衰竭

75. 阿托品主要是对抗有机磷农药中毒的
76. 胆碱酯酶复活剂主要是解除有机磷农药中毒的

(77~78题共用备选答案)
A. 龙胆泻肝汤
B. 知柏地黄丸
C. 萆薢渗湿汤
D. 六味地黄丸
E. 桃红四物汤

77. 治疗淋病湿热毒蕴证(急性淋病)的主方是
78. 治疗淋病阴虚毒恋证(慢性淋病)的主方是

(79~80题共用备选答案)
A. 八正散
B. 济生肾气丸
C. 真武汤
D. 附桂八味丸
E. 调元肾气丸

79. 治疗慢性前列腺炎湿热蕴结证,应首选
80. 治疗良性前列腺增生症湿热下注证,应首选

（81～82题共用备选答案）

A. 六味地黄丸

B. 一贯煎

C. 清肝引经汤

D. 左归丸

E. 柴胡疏肝散

81. 治疗肝气郁结型经行乳房胀痛的主方是

82. 治疗肝肾亏虚型经行乳房胀痛的主方是

（83～84题共用备选答案）

A. 养荣壮肾汤

B. 独活寄生汤

C. 黄芪桂枝五物汤

D. 身痛逐瘀汤

E. 防风汤

83. 产后身痛肾虚证宜选

84. 产后身痛血瘀证宜选

（85～86题共用备选答案）

A. 3个月

B. 6个月

C. 8个月

D. 9个月

E. 1周岁

85. 小儿抬头较稳的月龄是

86. 小儿会独坐片刻的月龄是

（87～88题共用备选答案）

A. 暴泻不止，便稀如水，四肢厥冷

B. 泻下无度，质稀如水

C. 食后作泻，色淡不臭

D. 大便水样，或如蛋花汤样

E. 泄泻清稀，中多泡沫

87. 气阴两伤型泄泻可见

88. 阴竭阳脱型泄泻可见

（89～90题共用备选答案）

A. 肺经

B. 心经

C. 肝经

D. 肾经

E. 脾经

89. 与胆经相表里的经脉是

90. 与大肠经相表里的经脉是

（91～92题共用备选答案）

A. 癫痫

B. 乳痈

C. 头痛目眩

D. 阴痒

E. 咳嗽

91. 大敦主治

92. 行间主治

（93～94题共用备选答案）

A. 太溪、风池

B. 风池、百会、太阳

C. 足三里、气海

D. 中脘、太溪、三阴交

E. 中极、关元、曲骨

93. 中风中经络气虚血瘀者，可在基本方二再加

94. 中风中经络阴虚风动者，可在基本方二再加

（95～96题共用备选答案）

A. 黄仁

B. 黄仁中央圆孔

C. 神水

D. 神膏

E. 瞳孔及瞳神内各部组织

95. 狭义瞳神是指

96. 广义瞳神是指

（97～98题共用备选答案）

A. 行气活血，化痰开音

B. 补益肺脾，益气开音

C. 益气养阴，利喉开音

D. 滋阴降火,利喉开音

　E. 滋肾填精,益气开音

97.肺脾气虚型喉喑最适宜的治法是

98.肺肾阴虚型喉喑最适宜的治法是

(99~100题共用备选答案)

　A. 正中神经损伤

　B. 腓总神经损伤

　C. 桡神经损伤

D. 趾长伸肌腱断裂

　E. 踇长伸肌腱断裂

99.患者4周前因右肱骨下1/3骨折,出现右侧前臂伸肌群肌肉萎缩,腕下垂,拇指不能背伸,伸指功能障碍。最可能的诊断是

100.患者4周前因左腓骨头粉碎性骨折,出现左侧踇趾不能背伸,足下垂,不能背伸、内翻,也不能外翻,足背皮肤感觉丧失。最可能的诊断是

一、A2 型题

答题说明

以下每一道考题下面有 A、B、C、D、E 五个备选答案,请从中选择一个最佳答案。

---

1. 患者,男,60 岁。全身水肿,皮肤绷紧光亮,胸脘痞闷,烦热口渴,经予疏凿饮子治疗半个月,未见好转,肿势日趋严重,兼见气粗喘满,倚息不得卧,脉弦有力。宜用

   A. 血府逐瘀汤

   B. 葶苈大枣泻肺汤合五苓散

   C. 济生肾气丸

   D. 十枣汤合苓桂术甘汤

   E. 舟车丸

2. 患者,男,35 岁。自诉患"慢性胃炎"多年,近 1 周来因情绪不佳,自觉胃脘胀闷,痛连两胁,攻撑走窜,遇烦恼则痛作或痛甚,喜太息,胸闷嗳气,大便不爽。舌苔多薄白,脉弦。治疗应选

   A. 柴胡疏肝散加减

   B. 保和丸加减

   C. 丹栀逍遥散或化肝煎加减

   D. 失笑散合丹参饮加减

   E. 一贯煎合芍药甘草汤加减

3. 患者,男,54 岁。曾诊为冠心病。胸闷,心前区阵发性隐痛,每遇阴天发作频繁,伴心烦口苦,睡眠差,头重肢沉,形体肥胖,舌偏红,苔黄腻,脉滑数。宜用

   A. 血府逐瘀汤

   B. 黄连温胆汤加郁金、丹参

   C. 龙胆泻肝汤加郁金、降香

   D. 瓜蒌薤白半夏汤合涤痰汤

   E. 枳实薤白桂枝汤合当归四逆汤

4. 患者,男,62 岁。多饮、多食、多尿、消瘦 7 年。伴倦怠乏力、自汗、气短懒言、口渴多饮,五心烦热,心悸失眠,溲赤便秘,舌红少津,舌体胖大,苔花剥,脉细数。实验室检

查:血糖 12.3mmol/L,尿糖(+ + +)。其辨证是

   A. 阴虚热盛

   B. 阴阳两虚

   C. 气阴两虚

   D. 血瘀气滞

   E. 阴阳欲绝

5. 患者,女,58 岁。水肿,腰以下为甚,脘闷纳呆,肢冷神倦,尿少便溏,舌质淡,苔白腻,脉沉缓。治疗应首选

   A. 温脾汤

   B. 参苓白术散

   C. 实脾饮

   D. 胃苓汤

   E. 五苓散

6. 某女,35 岁,于中午 12 时在劳动中突然晕倒,不省人事,面色苍白,汗出肢冷,20 分钟后苏醒。自觉全身乏力,心悸,脉细数无力。应首先考虑何病证

   A. 癫病

   B. 郁证

   C. 气厥实证

   D. 气厥虚证

   E. 血厥虚证

7. 患者,男,43 岁。有高血压病史 2 年。近期因郁怒诱发症状加重,头痛头晕,鼻干鼻衄,烦躁易急,面目红赤,口苦,舌红,脉弦数有力。方剂宜选用

   A. 天麻钩藤饮

   B. 龙胆泻肝汤

   C. 丹栀逍遥散

   D. 大黄黄连泻心汤

E. 玉女煎

8. 患者男性,痫证反复发作,发则突然昏仆,四肢抽动,口吐涎沫,声声尖叫,舌苔白腻;脉象弦滑,中医辨证当为
   A. 痰浊内阻
   B. 气机逆乱
   C. 肝风扰动
   D. 风痰闭阻
   E. 气滞血瘀

9. 某男,18 岁。脘腹胀满,腹痛拒按,痛则欲泻,泻则痛减,嗳腐吞酸,厌食,苔厚腻,脉滑,最适宜方剂是
   A. 保和丸加减
   B. 枳实导滞丸加减
   C. 越鞠丸加减
   D. 良附丸合正气天香散
   E. 柴胡疏肝散加减

10. 患者,女,20 岁,胃脘疼痛胀满、拒按、嗳腐吞酸、呕吐、吐出物为腐臭未消化食物,吐后痛减,厌食,苔厚腻,脉滑,应辨证为
    A. 寒邪客胃证
    B. 饮食伤胃证
    C. 肝气犯胃证
    D. 湿热中阻证
    E. 瘀血内停证

11. 某男,45 岁,下痢十余日,症见泻下黏冻,里急后重,腹痛拘急,脘腹胀满,头身困重,苔白腻,脉濡缓。辨证为
    A. 寒湿泄泻
    B. 寒湿痢
    C. 阴虚痢
    D. 虚寒痢
    E. 休息痢

12. 患者昨晚突然出现胃脘疼痛,胸脘痞闷,畏

寒喜暖,不思饮食,嗳气频频,形寒,身热,舌淡,苔白,脉弦紧。治宜选用
    A. 良附丸
    B. 生姜汤
    C. 香苏散
    D. 良附丸合生姜汤
    E. 良附丸合香苏散

13. 患者,男,47 岁。右胁下包块,疼痛如刺,痛处不移,入夜更甚,舌质紫暗,脉沉涩。此证最佳治疗方剂是
    A. 硝石矾石散
    B. 丹参饮合失笑散
    C. 复元活血汤
    D. 少腹逐瘀汤
    E. 柴胡疏肝散

14. 患者,既往有胆结石病史,昨日胁肋剧痛,连及肩背,恶心呕吐,纳食减退,舌红,苔黄,脉弦。此证最佳治疗方剂是
    A. 硝石矾石散
    B. 失笑散
    C. 乌梅丸
    D. 柴胡疏肝散
    E. 少腹逐瘀汤

15. 女性患者,30 岁,近 1 周来寒战壮热,休作有时,间日一发,发前先有乏力,继则寒栗鼓颔,寒罢则内外皆热,头痛面赤,口渴引饮,终则遍身汗出,热退身凉,舌质红,苔薄白,脉弦。此治疗当以
    A. 和解表里,温阳达邪
    B. 清热解表,和解祛邪
    C. 祛邪截疟,和解表里
    D. 益气养血,扶正祛邪
    E. 解毒除瘴,芳化湿浊

16. 患者,男,75 岁。既往有高血压病史。起病急骤,神昏,半身不遂,鼻鼾痰鸣,肢体强

痉拘急,身热,躁扰不宁,舌质红绛,苔黄腻,脉弦滑数。其治法是

A. 化痰息风,宣郁开窍

B. 息风清火,豁痰开窍

C. 回阳救阴,益气固脱

D. 益气养血,化瘀通络

E. 滋阴潜阳,息风通络

17. 患者形体肥胖,颜面虚浮,神疲嗜卧,气短乏力,腹胀便溏,自汗气喘,畏寒肢冷,下肢浮肿,脉沉细,此病的治法为

A. 清胃泻火,佐以消导

B. 燥湿化痰,理气消痞

C. 健脾益气,渗利水湿

D. 温补脾肾,利水化饮

E. 疏风解表,宣肺利水

18. 患者,中年男性。因外伤诱发腰痛,腰痛甚,不能自转侧,痛有定位而拒按,舌暗有瘀斑,脉弦。治疗应选

A. 身痛逐瘀汤

B. 丹参饮

C. 桃红四物汤

D. 复元活血汤

E. 独活寄生汤

19. 患者女性,40 岁,平素急躁易怒,近 1 周自觉胁腹胀满,小便不畅,尿量减少。舌红,苔薄黄,脉弦。下列处方中最佳选择为

A. 逍遥散

B. 八正散

C. 石韦散

D. 柴胡疏肝散加菊花

E. 沉香散合六磨汤加山栀

20. 患者男性,善饥多食,口舌干燥,形体消瘦,大便干燥,数日不行,舌红,苔黄燥,脉细滑,治疗宜选方

A. 玉女煎

B. 消渴方

C. 增液承气汤

D. 白虎加人参汤

E. 二冬汤

21. 患者久病体虚,经常盗汗,以阴虚为主,而火热不甚,其治疗宜为

A. 麦味地黄丸

B. 四妙丸

C. 玉屏风散

D. 黄连阿胶汤

E. 桂枝汤

22. 患者男性,45 岁。平素多食,近期因外感诱发加重,多食易饥,口燥咽干,体重明显减轻,大便干燥,舌红,苔黄,脉滑数有力。治法宜用

A. 清胃泻火,养阴增液

B. 清泻肺胃,养阴增液

C. 滋肾养阴,益气健脾

D. 滋养肺肾,清胃泻火

E. 清热润肺,养阴增液

23. 男性,65 岁。有长期吸烟史,反复咳嗽、咳脓痰伴间断少量咯血 20 余年,大咯血 3 天来诊。体检:右下肺可闻及固定湿啰音。胸部 X 线片示右下肺纹理增重,可见卷发影。最可能的诊断是

A. 支气管扩张症

B. 肺癌

C. 肺炎

D. 肺结核

E. 慢性支气管炎

24. 男,50 岁,1 天来寒战高热(39.6℃)咳嗽伴左胸痛,咳痰呈砖红色胶冻状,量多,查体:紫绀,BP80/50mmHg,左肺叩浊音,呼吸音低。胸部 X 线片左肺呈多发性蜂窝状阴影。最可能的诊断为

A. 肺炎链球菌肺炎休克型

B. 葡萄球菌肺炎

C. 厌氧菌肺炎

D. 军团菌肺炎

E. 克雷伯菌肺炎

25. 男性,52 岁,上腹饱胀感 5 年,嗳气,近 2 个月加重,查体及钡餐透视未见异常,胃镜活检,炎症细胞浸润及肠上皮活化,未见腺体萎缩,应诊断为

A. 胃黏膜脱垂

B. 慢性浅表性胃炎

C. 慢性萎缩性胃炎

D. 早期胃癌

E. 胃神经症

26. 男,40 岁,胃大部切除术后 20 天,已进食,近几日进餐后不久即出现上腹部胀痛,随即呕吐,喷射性,呕吐物橙黄色,味苦,不含所进食物,吐后腹痛缓解,发作次数逐渐频繁,最可能的诊断为

A. 输出袢梗阻

B. 急性完全性输入袢梗阻

C. 慢性不完全性输入袢梗阻

D. 吻合口梗阻

E. 粘连性肠梗阻

27. 患者,男,65 岁。慢性支气管炎及高血压病史 10 年,近半年活动后自觉气短。检查:血压 160/95mmHg,心脏听诊未闻及器质性杂音,两肺听诊无异常,心电图及 X 线片显示左心室增大。首先考虑的诊断是

A. 冠心病

B. 高血压性心脏病

C. 风湿性心脏病

D. 慢性肺源性心脏病

E. 病毒性心肌炎

28. 男性,65 岁,因急剧胸痛 8 小时入院。含服

硝酸甘油效果不佳,血压 168/95mmHg。心率 110 次/分,伴偶发室性期前收缩,心电图示胸导 ST 段上抬、T 波高尖。下列哪种治疗效果佳

A. 口服卡托普利

B. 口服地尔硫䓬

C. 静注利多卡因

D. 口服美西律

E. 静注美多洛尔,继以口服

29. 女性,65 岁,因突然恶心、呕吐、头痛及不能行走来急诊。患者神志清醒,血压 244/150mmHg。神经系统检查发现有向上及向左外侧凝视麻痹。瞳孔 3mm,等大,有对光反应。左侧周围性面瘫与左侧上下肢共济失调。四肢肌力正常,两侧足跖反射阳性,感觉正常。最可能的诊断是

A. 左侧椎动脉闭塞

B. 左侧颈内动脉闭塞

C. 脑桥出血

D. 丘脑出血

E. 小脑出血

30. 男性,52 岁,确诊 2 型糖尿病 1 年,予合理饮食和运动治疗并口服二甲双胍 500mg,每日 3 次。查体:身高 173cm,体重 78kg,血压 130/90mmHg。肺和腹部检查未见异常。复查空腹血糖 5.2mmol/L,三餐后 2 小时血糖分别为 11.4mmol/L、13.1mmol/L 和 12.6mmol/L,下一步最合理的治疗是

A. 二甲双胍加大剂量

B. 改用胰岛素

C. 改用磺脲类降血糖药

D. 加用磺脲类降血糖药

E. 加用 α - 葡萄糖苷酶抑制剂

31. 女性,25 岁。突发寒战、高热、腰痛、尿频、尿痛 1 周,体温 39.5℃,两侧肋腰点压痛,普通尿培养阴性,治疗效果不佳,在改用抗

生素的同时,首选哪项检查
A.腹部平片
B.静脉肾盂造影
C.肾图
D.尿高渗性培养
E.腹部B超

32.男性,42岁。间断咳嗽、咳痰带血3个月,
乏力、纳差伴尿少、浮肿1周。查体:贫血
貌,血压高。化验尿蛋白(＋＋＋),沉渣
红细胞8～10/HP,血红蛋白80g/L,血肌酐
及尿素均升高,抗肾小球基底膜抗体
(－),抗中性粒细胞胞质抗体(ANCA)
(＋)。其肾活检最可能的免疫病理所见是
A.IgG及C3呈线条状沉积于毛细血管壁
B.IgG及C3呈细颗粒状沿毛细血管壁
沉积
C.IgG及C3呈颗粒状沉积于系膜区及毛
细血管壁
D.无或仅微量免疫沉积物
E.IgG、IgA、IgM、C3、C1q呈多部位沉积

33.男性,40岁,体重60kg,患弥漫性腹膜炎3
天,恶心呕吐、腹胀、四肢无力、神情淡漠,
血清钾3.1mmol/L,应诊断为
A.低钾血症
B.高钾血症
C.代谢性酸中毒
D.呼吸性酸中毒
E.代谢性碱中毒

34.患者,男,65岁。动则气急,欲便无力,排
便时有肿物自肛门内脱出,严重时走路、咳
嗽均有脱出,须手助复位,伴有少量出血,
舌淡,苔薄,脉细。其诊断是
A.Ⅰ期内痔
B.Ⅱ期内痔
C.Ⅲ期内痔
D.肛乳头肥大

E.炎性混合痔

35.患者,男,22岁。冻伤部位疼痛、微红,喜
暖怕冷,舌淡苔白,脉沉细。证属
A.寒盛阳衰证
B.寒凝血瘀证
C.气血两虚证
D.瘀凝化热证
E.气虚血瘀证

36.某男,28岁,主诉终末尿痛,尿频,腰骶及
会阴部坠胀2月有余,便后或晨起后发现
尿道口有白色分泌物,腰酸,乏力。前列腺
液检查WBC15～20/HP,磷脂小本减少。
舌红,苔黄,脉细数。诊断为精浊,属
A.瘀血阻络
B.阴虚火旺
C.湿热蕴结
D.肾阳虚损
E.热毒蕴结

37.男孩,2岁,右侧阴囊肿大,直立时阴囊肿
大明显,平卧时消失,阴囊光滑如水晶,透
光试验阳性,苔薄白,脉细滑,诊断为水疝,
治宜
A.温肾通阳,化气行水
B.清热利湿,行气利水
C.温肾散寒,化气行水
D.活血化瘀,行气利水
E.补中益气,健脾化湿

38.女患者,30岁,每于经前吐血、衄血,量较
多,色鲜红,心烦易怒,两胁胀满,口苦咽
干,月经量少,舌红,苔黄,脉弦数。治疗最
佳方剂是
A.清肝引经汤
B.清经散
C.清热调血汤
D.加味逍遥丸

E. 清金降火汤

E. 完带汤

39. 患者,女,35 岁,人工流产 2 次,自然流产 3 次,现停经 48 天,阴道少量下血,色淡暗,质稀,头晕耳鸣,腰膝酸软,小便频数,舌淡,苔白,脉沉滑无力,治疗首选方剂是
   A. 加味圣愈汤
   B. 加味阿胶汤
   C. 举元煎
   D. 补肾固冲丸
   E. 寿胎丸

43. 女患者,37 岁,月经量少 1 年,现月经 4 个月未行,五心烦热,两颧潮红,舌红,少苔,脉细数。治疗首选方剂是
   A. 归肾丸
   B. 苍附导痰丸
   C. 知柏地黄丸
   D. 加减一阴煎
   E. 杞菊地黄丸

40. 女患者,27 岁,半年前曾人工流产,术后即出现经行腹痛,阴部空坠,月经量少,色淡质稀,神疲乏力,纳少便溏,舌淡,脉细弱。治疗最佳方剂是
   A. 八珍汤
   B. 调肝汤
   C. 膈下逐瘀汤
   D. 圣愈汤
   E. 金匮温经汤

44. 患者,女,27 岁,药物流产 3 次,现停经 50 天,查尿妊娠试验阳性,阴道出血 5 天,量少,色淡红,腰酸腹痛头晕眼花,心悸失眠,面色萎黄,舌淡,少苔,脉细滑,治疗首选方剂是
   A. 寿胎丸
   B. 举元煎
   C. 苎根汤
   D. 加味阿胶汤
   E. 保阴煎

41. 女患者,28 岁,每于经期吐血、衄血,量少,色暗红,平时手足心热,潮热咳嗽,咽干口渴,月经先期,量少,舌红,苔花剥,脉细数。治疗最佳方剂是
   A. 清肝引经汤
   B. 顺经汤
   C. 清经散
   D. 加味逍遥散
   E. 清热固经汤

45. 患者,女,25 岁。产后腰膝、足跟疼痛,艰于俯仰,头晕耳鸣,夜尿多,舌质淡暗,脉沉细弦。证属
   A. 血虚证
   B. 风寒证
   C. 血瘀证
   D. 肾虚证
   E. 风热证

42. 女患者,30 岁,带下量多,色白质黏,无臭气,神疲肢倦,纳少便溏,面色萎黄,舌淡,苔白腻,脉缓弱,治疗最佳方剂是
   A. 内补丸
   B. 知柏地黄汤
   C. 止带方
   D. 易黄汤

46. 患者,女,34 岁,每于经行肢体肿胀,胸闷不舒,心烦易怒,苔薄白,脉弦细。治疗首选方剂是
   A. 逍遥散
   B. 真武汤
   C. 苓桂术甘汤
   D. 八物汤
   E. 参苓白术散

47. 女患者,20岁,14岁初潮,月经规律,18岁时因高考紧张,月经紊乱,时而闭经,时而经行不止。现又阴道出血15天,开始量多,近3天减少,色淡质稀,气短神疲,手足不温,舌淡,苔薄白,脉细弱。治疗首选方剂是

A. 保阴煎

B. 清热固经汤

C. 右归丸

D. 左归丸

E. 固本止崩汤

48. 患儿,9岁。水肿从眼睑开始,迅速波及全身,皮肤光亮,按之凹陷即起,尿少色赤,伴咽红肿痛,肢体酸痛,苔薄白,脉浮。其治法是

A. 疏风宣肺,利水消肿

B. 清热利湿,凉血止血

C. 清热解毒,淡渗利湿

D. 温运中阳,行气利水

E. 滋阴补肾,淡渗利水

49. 患者,男,22岁。头痛,以后头部为主,阵阵发作,痛如锥刺,时有胀痛,每当劳累时疼痛加重,舌苔薄,脉弦。治疗应首选

A. 后顶、天柱、昆仑、阿是穴

B. 百会、通天、行间、阿是穴

C. 上星、头维、合谷、阿是穴

D. 通天、头维、太冲、阿是穴

E. 头临泣、目窗、前顶、阿是穴

50. 女性,45岁。肉眼血尿,膀胱镜检见右侧壁有一1.5cm×1cm乳头状新生物,有蒂,病理检查分期为T1期,首选治疗方法是

A. 膀胱全切除

B. 化疗

C. 电切

D. 放疗

E. 膀胱部分切除

二、A3/A4型题

答题说明

以下提供若干个案例,每个案例下设若干考题。请根据各考题题干所提供的信息,在每题下面的A、B、C、D、E五个备选答案中选择一个最佳答案。

(51～53题共用题干)

男性,27岁。感冒未愈,近几日多食辛辣,昨天出现阵寒,继而壮热,咳嗽气急咳吐黄绿色浊痰,腥臭味,胸痛不得转侧,口干咽燥,苔黄腻,脉滑数。

51. 根据患者的临床表现,按照中医的辨证体系,此类疾病应考虑为

A. 外感发热

B. 痰热咳嗽

C. 胸痹

D. 肺痈

E. 喘证

52. 如此,所采用的治疗方法为

A. 清肺解表

B. 清肺化瘀

C. 清热化痰

D. 清热排脓

E. 清肺化痰

53. 若患者咳浓浊痰,腥臭味严重,治疗方药宜选用

A. 如金解毒散合犀黄丸

B. 加味桔梗汤加减

C. 薏苡仁汤加减

D. 二陈汤合清肺汤

E. 麻杏石甘汤加减

(54~56题共用题干)

患者,女,54岁。缘于暴怒,突然昏倒,不省人事,牙关紧闭,面赤唇紫,舌红,脉多沉弦。

54. 根据上述临床表现及病史,按照中医的辨证理论,考虑诊断及辨证分型为
A. 气厥之实证
B. 气厥之虚证
C. 血厥之实证
D. 血厥之虚证
E. 痰厥

55. 如此,应采取下列哪种治疗方法
A. 行气豁痰
B. 补养气血
C. 活血顺气
D. 补气回阳
E. 顺气开郁

56. 此时,根据上述辨证特点,应选用的最佳方剂为
A. 五磨饮子
B. 通瘀煎
C. 四味回阳饮
D. 人参养营汤
E. 导痰汤

(57~59题共用题干)

患者,男,28岁。昨晚贪凉后出现泄泻,大便如水样,伴腹痛肠鸣,脘闷纳呆,鼻塞流涕,头身疼痛,舌苔薄白,脉濡缓。

57. 根据患者上述临床特征,此患者中医应辨证为
A. 寒湿内盛
B. 湿热伤中
C. 肾阳虚衰
D. 食滞肠胃
E. 脾胃虚弱

58. 若此病例出现恶寒发热,体温37.8℃,鼻塞流清涕,头身疼痛明显,治疗宜用
A. 藿香正气散
B. 藿香正气散加金银花、连翘

C. 藿香正气散加荆芥、防风
D. 藿香正气散加香薷、佩兰
E. 藿香正气散加蝉蜕

59. 若此病例症见胸闷腹胀,尿少,纳呆,肢体倦怠,苔白腻,治宜用
A. 痛泻要方加减
B. 柴胡疏肝散
C. 附子理中汤
D. 胃苓汤加减
E. 温脾汤

(60~62题共用题干)

患者,男,65岁。口歪、言謇、左半身不遂2个月。患者于2个月前在情绪激动时突然昏倒,当时即口歪、半身不遂,急送某医院抢救,经治后症状已有好转,现口角歪斜,舌强语謇,半身不遂,肢体麻木,苔滑腻,舌暗紫,脉弦滑。

60. 其证型是
A. 风痰瘀阻证
B. 痰浊瘀闭证
C. 肝肾亏虚证
D. 气虚络瘀证
E. 痰火瘀闭证

61. 治宜
A. 益气养血,化瘀通络
B. 滋阴潜阳,息风通络
C. 清肝息风,辛凉开窍
D. 豁痰息风,辛温开窍
E. 搜风化痰,行瘀通络

62. 方药宜选用
A. 牵正散
B. 解语丹
C. 补阳还五汤
D. 涤痰汤
E. 川芎茶调散

(63~65题共用题干)

患者,女,63岁。既往有"胃炎"病史。近

3 天因饮食不节,再次发作。症瓦恶心呕吐时作时止,伴胃脘痞闷,纳呆神疲,面白无华,口淡不渴,大便微溏,舌淡,苔薄白,脉濡弱。

63. 治法为
A. 温中健脾,和胃降逆
B. 健脾益气,和胃降逆
C. 消食导滞,和胃降逆
D. 益气健脾,化湿止泻
E. 温中化饮,和胃降逆

64. 宜选用
A. 小建中汤加减
B. 沙参麦冬汤加减
C. 香砂六君子汤加减
D. 黄芪建中汤加减
E. 补中益气汤加减

65. 若患者肾阳不足,腰膝酸软,肢冷汗出,应
A. 改用旋覆花代赭石汤
B. 改用补中益气汤
C. 改用归脾汤
D. 加苍术、茯苓、白术
E. 附子理中汤加肉桂、吴茱萸

(66～69题共用题干)

患者,女,42岁。近2个月常感觉胃脘胀满,有时攻撑作痛,痛连胸胁,喜叹息,嗳气后自感舒畅,遇到喜事症状减轻,情志不畅时诸症加重。舌苔薄白,脉弦。

66. 应诊断为
A. 胃痞
B. 胃痛
C. 真心痛
D. 胁痛
E. 腹痛

67. 辨证为
A. 寒邪客胃
B. 饮食停滞
C. 肝气犯胃
D. 脾胃虚寒
E. 湿热中阻

68. 治法为
A. 温胃散寒,理气止痛
B. 消食导滞,和胃止痛
C. 温中健脾,和胃止痛
D. 清热化湿,理气和胃
E. 疏肝理气,和胃止痛

69. 治疗应首选
A. 柴胡疏肝散
B. 丹栀逍遥散
C. 黄芪建中汤
D. 保和丸
E. 良附丸

(70～74题共用题干)

患者,男,32岁,患有阳痿1年余.时有滑精,精薄清冷,腰以下怕冷,腰酸腿软,夜尿清长,头晕目眩,失眠多梦,健忘耳鸣,面色㿠白,舌淡胖,苔薄白,脉沉细,尺脉尤其。

70. 其诊断为
A. 中气下陷
B. 命门火衰
C. 肝郁不舒
D. 心脾亏虚
E. 脾肾两虚

71. 其治法是
A. 补中益气
B. 温肾壮阳
C. 疏肝解郁
D. 补益心脾
E. 温肾益脾

72. 其选方为
A. 补中益气汤
B. 赞育丸
C. 逍遥散
D. 归脾汤
E. 四神丸

73. 若滑精频繁,精薄清冷,可加
A. 人参、黄芪、附子
B. 覆盆子、金樱子、益智仁

C.枸杞、菟丝子

D.韭子、乌梅

E.桑椹子、五味子

74.若火衰不甚,精血薄弱,可予

A.济生肾气丸

B.左归丸

C.右归丸

D.金匮肾气丸

E.六味地黄丸

（75～77题共用题干）

患者,女性,40岁。因受精神刺激,出现精神抑郁,胸部闷塞,胁肋胀满,咽中如有物梗塞,吞之不下,吐之不出,苔白腻,脉弦滑。

75.应诊断为

A.虚火喉痹

B.郁证梅核气

C.噎膈

D.郁证脏躁

E.癫证

76.其治法为

A.疏肝解郁,理气畅中

B.疏肝解郁,清肝泻火

C.甘润缓急,养心安神

D.健脾养心,补益气血

E.行气开郁,化痰散结

77.治疗宜选用

A.柴胡疏肝散

B.甘麦大枣汤

C.半夏厚朴汤

D.归脾汤

E.丹栀逍遥散

（78～82题共用题干）

患者,男性,63岁,头摇肢颤5年余,筋脉拘挛,畏寒肢冷,四肢麻木,心悸懒言,动则气短,自汗,小便清长,舌质淡,苔薄白,脉沉迟无力。

78.该病证候为

A.阳气虚衰

B.肾阳虚

C.脾肾阳虚

D.肾阴虚

E.脾气虚

79.治法为

A.健脾益肾,舒筋活络

B.滋阴补肾,濡养筋脉

C.补肾助阳,温煦筋脉

D.健脾益气,以养筋脉

E.温补肾阳

80.代表方剂是

A.六味地黄丸

B.大补元煎

C.归脾汤

D.金匮肾气丸

E.地黄饮子

81.若患者大便稀溏较著,可加用

A.补肾脂、肉豆蔻

B.干姜、肉豆蔻

C.肉桂、干姜

D.肉桂、吴茱萸

E.五味子、吴茱萸

82.若出现心悸,可加用

A.茯神、远志

B.远志、柏子仁

C.酸枣仁、柏子仁

D.朱砂、磁石

E.龙骨、牡蛎

（83～86题共用题干）

某患者,女,23岁,一日洗澡时偶然发现左侧乳头下方可及一椭圆形肿块,边界清楚,推之可移,无明显疼痛,乳房局部皮肤无明显异常。

83.对该患者做出诊断首选

A.B超检查

B.螺旋CT

C.磁共振

D. 病理检查

E. 平片

84. 应考虑诊断为

A. 乳痨

B. 乳核

C. 乳痈

D. 乳癖

E. 乳疬

85. 根据以上描述,本病主要当与哪种乳房疾病相鉴别

A. 乳痈

B. 乳岩

C. 乳发

D. 乳疬

E. 乳癖

86. 该患者首选何治疗方法

A. 中药外敷

B. 口服中药治疗

C. 手术切除

D. 抗结核治疗

E. 调畅情志

(87~88 题共用题干)

女患者,妊娠 7 个月,先脚肿渐及于腿,皮色不变,按之即起,伴头晕胸闷等,苔薄腻,脉弦滑。

87. 治疗宜选

A. 苓桂术甘汤

B. 五苓散

C. 天仙藤散

D. 五皮散

E. 防己黄芪汤

88. 如湿阻明显,见有头昏头重,胸闷呕恶,纳少便溏等,应选下列何方较好

A. 白术散

B. 茯苓导水汤

C. 真武汤

D. 天仙藤散

E. 四苓散

(89~90 题共用题干)

女患者,19 岁,月经尚未初潮,平时腰膝酸软,头晕耳鸣,舌淡红,少苔,脉细涩。

89. 中医治法是

A. 补肾养肝调经

B. 益气养血调经

C. 养阴清热调经

D. 理气活血调经

E. 温经散寒,活血调经

90. 治疗最佳方剂是

A. 苍附导痰丸

B. 血府逐瘀汤

C. 人参养荣汤

D. 八珍益母丸

E. 归肾丸

(91~93 题共用题干)

患儿,女,3 岁。发热较重,恶风,有汗,头痛,流浊涕,咳嗽声重,痰黄稠,咽红,口干渴,舌红,苔薄黄,脉浮数。

91. 应辨证为

A. 风热感冒

B. 暑邪感冒

C. 风寒感冒

D. 感冒夹痰

E. 虚证感冒

92. 治法是

A. 辛温解表

B. 辛凉解表

C. 清暑解表

D. 调和营卫

E. 温肺化痰

93. 治疗应首选

A. 保和丸

B. 小青龙汤

C. 银翘散

D. 荆防败毒散

E. 柴胡解肌汤

(94～96题共用题干)

某女,顽固性失眠、口舌生疮1年,昨日起又声音突然嘶哑。上、下口唇有多个疱疹,或结痂,或渗出。舌质红,尖有芒刺,边尖并有多个米粒至绿豆大小的深浅不一的溃疡,溃疡面新旧不一,色多偏红。脉左寸滑数。

94.其治疗应先治其
　A.失眠
　B.口舌生疮
　C.失音
　D.失眠与口舌生疮
　E.口舌生疮与失音

95.治疗此女失眠应首选
　A.极泉
　B.通里
　C.少海
　D.神门
　E.阴郄

96.治疗此女口舌生疮应首选
　A.通里
　B.少海
　C.青灵
　D.少府
　E.神门

(97～98题共用题干)

患者,男,30岁。眼沙涩痒痛,眵泪胶粘,睑内红赤,颗粒较多,舌红,苔黄,脉数。

97.本病例辨证属

　A.风热客睑
　B.热毒壅盛
　C.血热瘀滞
　D.肝胆火炽
　E.热入营血

98.最佳代表方为
　A.银翘散
　B.归芍红花散
　C.除风清脾饮
　D.龙胆泻肝汤
　E.泻肺饮

(99～100题共用题干)

女患者,时有小腹疼痛拒按,有灼热感,伴腰骶胀痛,带下量较多,黄稠,有臭味,外阴偶有痒感,小便短黄,经期腹痛较平日加重,月经量稍多,色暗。舌红,苔黄腻,脉弦滑而数。

99.其首要诊断为
　A.带下病
　B.妇人腹痛
　C.痛经
　D.月经过多
　E.阴痒

100.其治法是
　A.散寒除湿,化瘀止痛
　B.补血养营,和中止痛
　C.清热除湿,化瘀止痛
　D.温肾助阳,暖宫止痛
　E.行气活血,化瘀止痛

参 考 答 案

基 础 知 识

1. B	2. A	3. B	4. D	5. D	6. B	7. C	8. A	9. D	10. A
11. C	12. C	13. C	14. A	15. A	16. D	17. D	18. E	19. D	20. C
21. C	22. C	23. A	24. A	25. E	26. C	27. D	28. C	29. D	30. C
31. D	32. B	33. B	34. E	35. C	36. E	37. C	38. B	39. D	40. E
41. D	42. A	43. E	44. C	45. B	46. B	47. B	48. D	49. E	50. C
51. B	52. D	53. A	54. B	55. B	56. A	57. B	58. B	59. A	60. D
61. C	62. B	63. B	64. C	65. C	66. C	67. A	68. B	69. C	70. E
71. B	72. A	73. A	74. C	75. C	76. B	77. A	78. B	79. D	80. A
81. B	82. A	83. C	84. B	85. A	86. C	87. A	88. D	89. E	90. C
91. B	92. C	93. A	94. C	95. B	96. E	97. C	98. A	99. A	100. E

相关专业知识

1. B	2. B	3. D	4. A	5. B	6. D	7. E	8. B	9. E	10. D
11. A	12. A	13. B	14. D	15. D	16. A	17. B	18. E	19. B	20. B
21. E	22. D	23. A	24. D	25. E	26. D	27. A	28. C	29. D	30. D
31. B	32. E	33. D	34. D	35. B	36. B	37. C	38. E	39. B	40. B
41. E	42. A	43. B	44. C	45. B	46. E	47. D	48. C	49. B	50. E
51. E	52. D	53. B	54. C	55. B	56. A	57. C	58. A	59. C	60. A
61. C	62. A	63. B	64. A	65. B	66. B	67. D	68. C	69. C	70. B
71. C	72. A	73. B	74. A	75. A	76. C	77. E	78. D	79. B	80. A
81. D	82. E	83. A	84. D	85. C	86. A	87. C	88. C	89. B	90. C
91. A	92. D	93. B	94. A	95. E	96. D	97. C	98. A	99. A	100. D

专 业 知 识

1. A	2. E	3. E	4. E	5. C	6. D	7. C	8. D	9. C	10. D
11. D	12. B	13. C	14. D	15. C	16. C	17. E	18. E	19. C	20. E
21. E	22. E	23. D	24. B	25. A	26. E	27. E	28. C	29. A	30. A
31. A	32. E	33. A	34. E	35. C	36. E	37. D	38. B	39. B	40. E
41. B	42. C	43. D	44. D	45. B	46. B	47. B	48. D	49. A	50. B
51. A	52. E	53. C	54. C	55. D	56. E	57. D	58. A	59. A	60. D
61. E	62. B	63. E	64. A	65. D	66. A	67. B	68. C	69. A	70. D
71. A	72. B	73. B	74. C	75. A	76. B	77. A	78. B	79. A	80. A
81. E	82. B	83. A	84. D	85. A	86. B	87. B	88. A	89. C	90. A
91. A	92. C	93. C	94. A	95. B	96. E	97. B	98. D	99. C	100. B

专业实践能力

1. B	2. A	3. B	4. C	5. C	6. D	7. B	8. D	9. B	10. B
11. B	12. E	13. C	14. A	15. C	16. B	17. D	18. A	19. E	20. C
21. A	22. A	23. A	24. E	25. B	26. C	27. B	28. E	29. E	30. E
31. D	32. D	33. A	34. C	35. B	36. C	37. A	38. A	39. E	40. D
41. B	42. E	43. D	44. C	45. D	46. D	47. E	48. A	49. A	50. C
51. D	52. C	53. A	54. C	55. C	56. B	57. A	58. C	59. D	60. A
61. E	62. B	63. B	64. C	65. E	66. B	67. C	68. E	69. A	70. B
71. B	72. B	73. B	74. B	75. B	76. E	77. C	78. A	79. C	80. E
81. B	82. B	83. A	84. B	85. B	86. C	87. C	88. B	89. A	90. E
91. A	92. B	93. C	94. C	95. D	96. D	97. B	98. C	99. B	100. C

全国中医药专业技术资格考试

全科医学（中医类）专业（中级）通关要卷（三）

考试日期：　　　年　月　日

考生姓名：＿＿＿＿＿＿＿

准考证号：＿＿＿＿＿＿＿

考　　点：＿＿＿＿＿＿＿

考　场　号：＿＿＿＿＿＿＿

一、A1 型题

答题说明

以下每一道考题下面有 A、B、C、D、E 五个备选答案,请从中选择一个最佳答案。

1. 脾的阴阳属性是
   A. 阳中之阳
   B. 阳中之阴
   C. 阴中之阳
   D. 阴中之阴
   E. 阴中之至阴

2. 下列按五行相生次序排列的是
   A. 酸、苦、甘、辛、咸
   B. 赤、白、黄、黑、青
   C. 思、悲、恐、喜、怒
   D. 呼、笑、歌、呻、哭
   E. 东、南、西、北、中

3. 心藏神,其主要的物质基础是
   A. 精
   B. 血
   C. 津液
   D. 营气
   E. 心气

4. 下列哪项不属于肝的疏泄功能
   A. 促进血液和津液运行
   B. 促进排卵
   C. 促进脾胃运化功能
   D. 调畅情志
   E. 通利二便

5. 肾主纳气的主要生理作用是
   A. 使肺之呼吸保持一定的深度
   B. 有助于元气的固摄
   C. 有助于精液的固摄
   D. 有助于元气的生成
   E. 有助于肺气的宣发

6. 能产生天癸的物质是
   A. 水谷精微
   B. 肾精
   C. 冲任气血
   D. 命门之火
   E. 肾阴

7. 防止精、血、津液等物质流失,主要依赖气的
   A. 温煦作用
   B. 推动作用
   C. 防御作用
   D. 固摄作用
   E. 气化作用

8. 足三阳经的走向是
   A. 从手走头
   B. 从头走足
   C. 从头走手
   D. 从足走头
   E. 从足走腹

9. 风性善行,是指风邪致病
   A. 易行遍全身而致各脏腑同时发病
   B. 善于向上向外
   C. 善于迫血妄行
   D. 病位行无定处
   E. 善于运行气血

10. 感邪后缓慢发病,这种发病形式是
    A. 复发
    B. 继发
    C. 合病
    D. 并病
    E. 徐发

11. 与正气的强弱主要相关的因素是
    A. 气候变化
    B. 工作环境
    C. 精神状态
    D. 居住的地域条件
    E. 饮食习惯

12. 真寒假热证的病机是
    A. 阴盛格阳
    B. 阳盛格阴
    C. 阳虚则寒
    D. 阴盛则寒
    E. 阴损及阳

13. 正不敌邪或正气持续衰弱以致气不能内守,可导致
    A. 气陷
    B. 气脱
    C. 气郁
    D. 气结
    E. 气闭

14. "阴病治阳"的方法适用于下列何证
    A. 阳虚阴盛
    B. 阳盛阴虚
    C. 由实转虚
    D. 真虚假实
    E. 虚中夹实

15. 全科医疗最大的特点是强调服务对象的
    A. 基础性照顾
    B. 专科性照顾
    C. 长期负责式照顾
    D. 预防性照顾
    E. 系统性照顾

16. 社区医学研究的对象主要是
    A. 个人的健康问题
    B. 个人的疾病
    C. 家庭问题
    D. 人群的健康问题
    E. 老年人的预防保健问题

17. 疾病分布是指
    A. 民族分布、性别分布、职业分布
    B. 时间分布、地区分布、人群分布
    C. 城乡分布、年龄分布、民族分布
    D. 民族分布、年龄分布、职业分布
    E. 年龄分布、城乡分布、季节分布

18. 预防医学是研究
    A. 人体健康与环境的关系
    B. 个体与群体的健康
    C. 人群的健康
    D. 社会环境与健康的关系
    E. 健康和无症状患者

19. 病例对照研究中,调查对象应当是
    A. 病例组选择怀疑患某种疾病的人,对照组选择未患某种疾病的人
    B. 病例组为确定患某种疾病的人,对照组为怀疑患某种疾病的人
    C. 病例和对照均未确定患某种疾病
    D. 病例和对照均是患某种疾病的人
    E. 病例应是确定患某种疾病的人,对照是不患某种疾病的人

20. 健康促进的三个核心组成部分包括健康教育、健康保护和
    A. 环境支持
    B. 社会动员
    C. 疾病预防
    D. 发展能力
    E. 政策倡导

21. 糖尿病的三级预防措施是
    A. 医院治疗、社区管理、个人预防
    B. 健康教育、高危筛查、患者管理

C. 积极锻炼、定期检查、注意休息

D. 定期检查、平衡膳食、健康教育

E. 平衡膳食、积极锻炼、心理调适

22. 桂枝具有的功效是

A. 发汗解表,温脾暖肝

B. 发汗解表,温经止血

C. 发汗解表,温胃止呕

D. 发汗解肌,温经通阳,助阳化气

E. 发汗解表,宣肺平喘,利水消肿

23. 干姜、高良姜都具有的功效是

A. 温中散寒

B. 温经散寒

C. 温肺化饮

D. 解鱼蟹毒

E. 温中回阳

24. 上可清肺,中可凉胃,下泻肾火的药物是

A. 黄柏

B. 栀子

C. 知母

D. 地骨皮

E. 生地黄

25. 下列各项,不属于治疗风湿热痹的药组是

A. 黄柏、蚕沙

B. 木通、防己

C. 独活、威灵仙

D. 白鲜皮、薏苡仁

E. 忍冬藤、络石藤

26. 下列各项,不属于厚朴功效的是

A. 行气

B. 活血

C. 燥湿

D. 消积

E. 平喘

27. 虎杖具有的功效是

A. 活血调经,清热利湿,解毒消疮,化痰平喘

B. 活血止血,清热解毒,利湿退黄,化痰止咳

C. 活血定痛,清热解毒,利湿退黄,化痰止咳

D. 活血通络,祛湿退黄,清热解毒,利尿通便

E. 活血消癥,利湿退肿,解毒疗疮,化痰通便

28. 既善疏肝,又能暖肝的药物是

A. 肉桂

B. 花椒

C. 香附

D. 山茱萸

E. 吴茱萸

29. 既治疗肝气郁滞之胁肋作痛,又治疗食积不化的药物是

A. 陈皮

B. 青皮

C. 柴胡

D. 香附

E. 川楝子

30. 既能消食健胃,又能回乳消胀的药物是

A. 神曲

B. 山楂

C. 谷芽

D. 麦芽

E. 鸡内金

31. 生用活血通经,炒炭凉血止血的药物是

A. 侧柏叶

B. 茜草

C. 苏木

D. 刘寄奴

E. 艾叶

32. 既能够治疗肺胃出血,又能收敛止血、消肿生肌的药物是
    A. 白茅根
    B. 生地黄
    C. 仙鹤草
    D. 白及
    E. 血余炭

33. 既能活血调经、祛瘀止痛,又能凉血消痈、除烦安神的药物是
    A. 丹参
    B. 郁金
    C. 五灵脂
    D. 红花
    E. 桃仁

34. 具有镇静安神、利尿通淋功效的药物是
    A. 朱砂
    B. 磁石
    C. 琥珀
    D. 龙骨
    E. 牡蛎

35. 火麻仁的功效是
    A. 泻下攻积
    B. 清热泻火
    C. 润肠通便
    D. 利水消肿
    E. 泻水逐饮

36. 祛湿剂属于"八法"中的
    A. 和法
    B. 消法
    C. 温法
    D. 清法
    E. 下法

37. 黄龙汤组成中含有的药物是
    A. 当归、玄参
    B. 人参、生地黄
    C. 大黄、枳壳
    D. 桔梗、枳壳
    E. 桔梗、枳实

38. 方药配伍寓有"辛开苦降"之意的方剂是
    A. 黄连解毒汤
    B. 半夏泻心汤
    C. 桂枝汤
    D. 芍药汤
    E. 泻白散

39. 含有生地黄、知母的方剂是
    A. 生脉散
    B. 玉女煎
    C. 九味羌活汤
    D. 犀角地黄汤
    E. 青蒿鳖甲汤

40. 阳和汤的主治病证是
    A. 丹毒
    B. 阴疽
    C. 喑痱
    D. 寒痹
    E. 大头瘟

41. 天王补心丹中配伍茯苓的用意是
    A. 利水
    B. 宁心
    C. 健脾
    D. 渗湿
    E. 消痰

42. 下列方剂组成中不含有当归的是
    A. 定喘汤
    B. 暖肝煎
    C. 温经汤

D. 苏子降气汤

E. 真人养脏汤

E. 当归

47. 清气化痰丸的功用是

43. 下列各项,不属于暖肝煎组成药物的是

A. 生姜

B. 乌药

C. 茯苓

D. 吴茱萸

E. 枸杞子

A. 燥湿化痰,理气和中

B. 清热化痰,理气止咳

C. 理气化痰,清胆和胃

D. 清泻肺热,止咳平喘

E. 润肺清热,理气化痰

48. 具有健脾和胃、消食止泻功用的方剂是

44. 主治血热妄行之上部出血的方剂是

A. 清营汤

B. 失笑散

C. 咳血方

D. 十灰散

E. 小蓟饮子

A. 枳实导滞丸

B. 厚朴温中汤

C. 参苓白术散

D. 枳实消痞丸

E. 健脾丸

49. 人参败毒散的组成中含有的药物是

45. 生地黄、熟地黄同用的方剂是

A. 大定风珠

B. 地黄饮子

C. 百合固金汤

D. 六味地黄丸

E. 清燥救肺汤

A. 柴胡、前胡

B. 金银花、连翘

C. 黄芩、黄连

D. 牛蒡子、山栀

E. 防风、白芷

50. 消风散中配伍蝉蜕的用意是

46. 四逆散的君药为

A. 白芍

B. 枳实

C. 柴胡

D. 甘草

A. 明目退翳

B. 疏风止痒

C. 疏风清热

D. 宣散透疹

E. 息风止痉

二、B1 型题

答题说明

以下提供若干组考题,每组考题共用在考题前列出的 A、B、C、D、E 五个备选答案,请从中选择一个与问题关系最密切的答案。某个备选答案可能被选择一次、多次或不被选择。

(51～52 题共用备选答案)

A. 阴阳运动

B. 阴阳交感

C. 阴阳制约

D. 阴阳互根

E. 阴阳平衡

51. 万物发生和变化的根源是

52. 实现阴阳交感的基础是

(53~54题共用备选答案)

A.脉

B.筋

C.肉

D.皮

E.骨

53.肝在体合

54.肺在体合

(55~56题共用备选答案)

A.从足走头

B.从头走足

C.从胸走手

D.从手走头

E.从足走腹

55.手三阴经的走向规律是

56.足三阴经的走向规律是

(57~58题共用备选答案)

A.怒

B.喜

C.悲

D.恐

E.思

57.喜所胜的是

58.恐所胜的是

(59~60题共用备选答案)

A.咳喘痰多

B.恶心呕吐

C.咽中梗阻,如有异物

D.肠鸣辘辘有声

E.咳喘倚息,不能平卧

59.痰饮停肺可见的症状是

60.饮停胸膈可见的症状是

(61~62题共用备选答案)

A.治标

B.正治

C.反治

D.补其偏衰

E.因人制宜

61."寒者热之"所属的治法是

62."热因热用"所属的治法是

(63~64题共用备选答案)

A.预防为主

B.三级预防

C.强化社区行动

D.人人享有卫生保健

E.群众性自我保健

63.体现了新公共健康精神的项目是

64.属于健康观内容的项目是

(65~66题共用备选答案)

A.掌握中西药联用有效原则

B.节约费用、公正分配

C.煎煮得当、服用相宜

D.避免多种药物同服

E.掌握正确的服药方法

65.合理使用中药饮片,应

66.合理使用中成药,应

(67~68题共用备选答案)

A.双盲

B.单盲

C.样本含量

D.三盲

E.随机分组

67.目的是平衡实验组和对照组混杂因素的是

68.研究者和研究对象均不知分组情况的是

(69~70题共用备选答案)

A.戒烟

B.对患者进行登记

C.预防和控制肥胖

D.普查、筛检和定期体检

E.早期检出并治疗

69. 属于糖尿病一级预防措施的是
70. 属于高血压一级预防措施的是

(71～72题共用备选答案)
A. 散发
B. 暴发
C. 流行
D. 大流行
E. 散发或流行

71. 一所中学在一天内突然发生数百名食物中毒病例是疾病流行强度的
72. 一个地区过去每年流感发病率为5%,今年的流感发病率为30%,可以说是疾病流行强度中的

(73～74题共用备选答案)
A. 发散
B. 缓急
C. 收敛
D. 泄降
E. 软坚

73. 甘味药物具有的功能是
74. 酸味药物具有的功能是

(75～76题共用备选答案)
A. 宜先煎
B. 不宜久煎
C. 宜包煎
D. 宜另煎
E. 宜后下

75. 紫苏入汤剂
76. 薄荷入汤剂

(77～78题共用备选答案)
A. 燥湿健脾,祛风散寒
B. 化湿,解暑,止呕
C. 燥湿温中,除痰截疟
D. 化湿行气,温中止泻,安胎
E. 化湿行气,止呕

77. 草果具有的功效是
78. 砂仁具有的功效是

(79～80题共用备选答案)
A. 细辛
B. 花椒
C. 丁香
D. 小茴香
E. 高良姜

79. 具有散寒止痛、温肺化饮功效的药物是
80. 具有温中止痛、杀虫功效的药物是

(81～82题共用备选答案)
A. 大枣
B. 赤芍
C. 干姜
D. 白芍
E. 甘草

81. 与生姜配伍,能调和营卫的药物是
82. 与桂枝配伍,能调和营卫的药物是

(83～84题共用备选答案)
A. 黄柏
B. 玄参
C. 知母
D. 牡丹皮
E. 地骨皮

83. 既能退虚热,又可治疗温病气分壮热烦渴的药物是
84. 既能退虚热,又可治疗肠痈腹痛的药物是

(85～86题共用备选答案)
A. 补气升阳,益卫固表
B. 大补元气,补脾益肺
C. 补气健脾,燥湿利水
D. 益气养阴,补脾肺肾
E. 补气养阴,清火生津

85. 山药的功效是
86. 黄芪的功效是

(87~88题共用备选答案)

A. 瘀血停滞证

B. 瘀阻胞宫证

C. 气虚血瘀证

D. 下焦蓄血证

E. 膈下血瘀证

87. 桂枝茯苓丸的主治证候是

88. 失笑散的主治证候是

(89~90题共用备选答案)

A. 酸枣仁

B. 熟地黄

C. 白芍

D. 川芎

E. 柏子仁

89. 酸枣仁汤与四物汤组成中均含有的药物是

90. 酸枣仁汤与天王补心丹组成中均含有的药物是

(91~92题共用备选答案)

A. 枳实、半夏

B. 甘草、大枣

C. 白术、当归

D. 香附、柴胡

E. 枳壳、陈皮

91. 大柴胡汤组成中含有的药物是

92. 蒿芩清胆汤组成中含有的药物是

(93~94题共用备选答案)

A. 清胃滋阴

B. 清胃凉血

C. 滋阴补肾

D. 养血疏肝

E. 滋阴疏肝

93. 一贯煎的功用是

94. 玉女煎的功用是

(95~96题共用备选答案)

A. 心火亢盛证

B. 痰热扰心证

C. 痰蒙心包证

D. 热陷心包证

E. 寒闭证

95. 安宫牛黄丸的主治证是

96. 苏合香丸的主治证是

(97~98题共用备选答案)

A. 止嗽散

B. 定喘汤

C. 小青龙汤

D. 苏子降气汤

E. 麻黄杏仁甘草石膏汤

97. 外感风寒,寒饮内停之咳喘,治宜选用

98. 外感风寒,痰热内蕴之咳喘,治宜选用

(99~100题共用备选答案)

A. 葛根黄芩黄连汤

B. 痛泻要方

C. 白头翁汤

D. 芍药汤

E. 四神丸

99. 赤多白少之热毒痢疾者,治宜选用

100. 赤白相兼之湿热痢疾者,治宜选用

一、A1 型题

答题说明

以下每一道考题下面有 A、B、C、D、E 五个备选答案,请从中选择一个最佳答案。

1. 气分证的证候不包括
   A. 发热汗出
   B. 脉数有力
   C. 口渴心烦
   D. 舌红苔黄
   E. 微恶风寒

2. 外感热病中,正邪相争,提示病变发展转折点的是
   A. 战汗
   B. 自汗
   C. 盗汗
   D. 冷汗
   E. 热汗

3. 久病重病,精气极度衰竭,突然一时出现某些神气暂时"好转"的现象,属于
   A. 得神
   B. 神乱
   C. 少神
   D. 假神
   E. 失神

4. 吐势徐缓,声音微弱,呕吐物清稀者,属于
   A. 虚寒证
   B. 实热证
   C. 热扰神明
   D. 食滞胃脘
   E. 脾胃阳虚

5. 舌红肿而有齿痕,属于
   A. 脾虚
   B. 阳虚水湿内停
   C. 寒湿内盛
   D. 气虚
   E. 湿热痰浊壅滞

6. 口气酸臭者,属
   A. 口腔不洁
   B. 溃腐脓疡
   C. 食积胃肠
   D. 牙疳
   E. 龋齿

7. 具有脉短如豆,滑数有力特征的脉象是
   A. 滑脉
   B. 数脉
   C. 动脉
   D. 疾脉
   E. 促脉

8. 咽喉淡红漫肿者,属
   A. 肺胃热盛
   B. 阴虚火旺
   C. 痰湿凝聚
   D. 肾水亏少
   E. 肺胃热毒

9. 形体瘦弱,面色无华,精神不振者,多为
   A. 阳气不足
   B. 阴血不足
   C. 精气不足
   D. 津液不足
   E. 宗气不足

10. 恶寒与发热交替而作,此症是
    A. 邪犯肌表
    B. 外邪入里
    C. 邪在半表半里
    D. 邪犯肠胃
    E. 邪犯肺卫

11. 以心悸多梦,眩晕肢麻,经少色淡,爪甲不荣为主要表现的证候是

A. 心肝血虚证

B. 心脾气血虚证

C. 肝肾阴虚证

D. 心肾不交证

E. 心肺气虚证

12. 少儿生长发育迟缓,身体矮小,囟门迟闭,智力低下,骨骼痿软,舌淡,脉弱,属

A. 肾阳虚证

B. 肾虚水泛证

C. 肾精不足证

D. 肾阴虚证

E. 肾气不固证

13. 腹痛伴里急后重常见于

A. 细菌性痢疾

B. 伤寒

C. 副伤寒

D. 肠结核

E. 克罗恩病

14. 不规则热常见于

A. 肺炎链球菌肺炎

B. 疟疾

C. 风湿热

D. 霍奇金病

E. 斑疹伤寒

15. 大咯血常见的病因是

A. 肺炎

B. 肺结核

C. 肺脓肿

D. 肺肿瘤

E. 肺梗死

16. 问诊时最重要的内容是

A. 主诉

B. 现病史

C. 既往史

D. 个人史

E. 家族史

17. 胸廓前后径与左右径相等,肋间隙增宽,应考虑为

A. 鸡胸

B. 漏斗胸

C. 桶状胸

D. 扁平胸

E. 正常胸廓

18. 一般不出现鲜血便的是

A. 胃癌

B. 肛裂

C. 痔疮

D. 直肠癌

E. 直肠息肉

19. 方颅多见于

A. 呆小症

B. 小儿佝偻病

C. 脑膜炎

D. 脑积水

E. 小儿营养不良

20. 右心衰竭时,产生水肿的主要始动因素是

A. 毛细血管滤过压增高

B. 毛细血管通透性增高

C. 钠水潴留

D. 血浆胶体渗透压下降

E. 淋巴液回流受阻

21. 肢体可做水平移动但不能抬起,此时的肌力属于

A. 0 级

B. 1 级

C. 2 级

D. 3 级

E. 4 级

22. 黄疸患者,胆囊明显肿大,无压痛。应首先考虑的疾病是

A. 胰头癌

B. 胰腺炎

C. 胆道蛔虫症

D. 胆囊炎

E. 胆结石

23. 最易导致肾气不固的情志因素是

A. 喜

B. 怒

C. 忧

D. 恐

E. 悲

24. "正气为本"的养生原则包含下列哪项内容

A. 护肾保精,调理脾肺,清静养神,顺应
自然

B. 护肾保精,调理脾肺,清静养神,慎避
邪气

C. 护肾保精,调神安形,清静养神,慎避
邪气

D. 全面调养,调理脾肺,清静养神,慎避
邪气

E. 预防为主,护肾保精,调理脾肺,清静
养神

25. Ⅲ级站立平衡训练是指

A. 不受外力的前提下保持独立站立姿势
的训练

B. 无身体动作的前提下保持独立站立姿势
的训练

C. 在站立姿势下抵抗外力保持身体平衡的
训练

D. 在站立姿势下外力支撑情况下保持身
体平衡的训练

E. 在站立姿势下,独立完成身体重心转移、
躯干运动等并保持平衡的训练

26. 汉语失语成套测验(ABC)的检查内容不
包括

A. 口语表达

B. 听理解

C. 阅读

D. 书写

E. 唇的活动度

27. 下列关于针灸疗法,错误的是

A. 小儿囟门未合时,头顶部的腧穴不宜
刺灸

B. 妇女怀孕 3 个月以内者可以刺灸小腹部
的腧穴

C. 皮肤感染、溃疡、瘢痕的部位不宜刺灸

D. 眼区穴和项部的风府、哑门等穴不宜大
幅度提插、捻转和长时间留针

E. 针刺颈部的天突穴时,应注意针刺角度、
方向和深度,避免刺伤气管、主动脉弓

28. 进行关节活动度测定的注意事项不包括

A. 保持正确体位

B. 被动运动关节时手法要柔和

C. 注意保暖,避免充分暴露关节

D. 防止邻近关节的代偿动作

E. 应注意避免在运动后立即评定关节活
动度

29. 康复的手段主要是

A. 功能评估

B. 治疗方案制定

C. 功能训练

D. 作业疗法

E. 职业疗法

30. 病原体侵入人体后,仅引起机体发生特异
性的免疫应答,临床上不显出任何症状、体
征及生化改变。此种表现属于

A. 病原体被清除

B. 隐性感染

C. 显性感染

D. 病原携带状态

E. 潜伏性感染

31. 在传染病流行期间,为保护易感人群注射
下列免疫制剂,无效的是

A. 类毒素

B. 高效价免疫球蛋白

C.灭活疫(菌)苗

D.丙种球蛋白

E.抗毒素

32.中医治疗流行性感冒外感风寒证的首选方剂是

A.桑杏汤

B.荆防败毒散

C.藿香正气散

D.银翘散

E.麻杏石甘汤

33.治疗伤寒慢性带菌者,首选的抗菌药物是

A.氯霉素

B.磺胺嘧啶

C.四环素

D.氟喹诺酮类

E.红霉素

34.人禽流感的主要传播途径是

A.接触传播

B.血液传播

C.粪－口传播

D.虫媒传播

E.飞沫传播

35.下列有关消毒方法的描述,不正确的是

A.微波消毒属高效消毒法

B.异丙醇属中效消毒法

C.通风换气属低效消毒法

D.高效消毒可杀灭一切微生物

E.病原体及消毒方法相同,在不同的物品上消毒效果相同

36.人们在遇到压力、痛苦、困境、困扰时引起自杀的主要原因是

A.不想应对遇到的应激源

B.已排除遇到的应激源

C.难以应对遇到的应激源

D.无意识遇到的应激源

E.想超越遇到的应激源

37.下列属于思维障碍的是

A.妄想

B.焦虑

C.错构

D.虚构

E.紧张

38.心理评估中最常用的一种基本方法是

A.会谈法

B.调查法

C.观察法

D.临床评定量表

E.心理测验法

39.患者能从治疗性医患关系中感到受重视、真诚、理解、协调、信赖,患者在直接经验、平等协作,促进成长的治疗方式中实现态度和行为的转变。这种心理治疗方法称为

A.精神分析法

B.自由联想法

C.放松训练法

D.合理情绪法

E.患者中心法

40.“无论至于何处,遇男遇女,贵人奴婢,我之唯一目的,是为病家谋利益”出自

A.《纪念白求恩》

B.《阇逻迦集》

C.《希波克拉底誓言》

D.《广济医刊》

E.《迈蒙尼提斯祷文》

41.下列不属于心理治疗基本原则的是

A.正义性原则

B.中立性原则

C.信赖性原则

D.保密性原则

E.个性化原则

42.在体格检查中,医生应遵循的道德要求不包括

A.全面系统、认真细致

B.关心体贴、减少痛苦

C.尊重患者、心正无私

D.动作适度、耐心细致

E.方法简便、提高效果

43.医学道德评价的依据应是

A.积极与消极、目的与方法的结合

B.动机与效果、目的与手段的结合

C.有效与合理、形式与方法的统一

D.动机与效果、方法与形式的统一

E.目的与手段、效果与方法的结合

44.医德修养的最根本途径和方法是

A.学习医德理论知识

B.有的放矢

C.追求慎独

D.医学实践

E.持之以恒

45.下列哪项属于行政处罚

A.赔礼道歉

B.降级

C.撤职

D.罚款

E.赔偿损失

46.执业医师的合法处方权是

A.大学毕业后即取得

B.实习一年后即取得

C.医师资格考试合格后取得

D.在经注册的执业地点取得

E.到任何聘用单位就有的

47.生产、销售假药的,没收违法生产、销售的药品和违法所得,责令停产停业整顿,吊销药品批准证明文件,并处违法生产、销售的药品货值金额的

A.20倍以下

B.10倍以上15倍以下

C.10倍以上30倍以下

D.15倍以上30倍以下

E.30倍以上

48.以不正当手段取得医师执业证书,由发给证书的卫生健康主管部门给予的行政处罚是

A.批评教育

B.停业整顿

C.吊销执业证书

D.降级、降职

E.警告、记过

49.国家保护、扶持、发展中医药事业,实行的方针是

A.中医为主,西医为辅

B.西医为主,中医为辅

C.中西医结合

D.中西医并重

E.重视中医

50.保护患者的隐私权是医师在执业活动中必须

A.履行的法定义务

B.重视的权利

C.告之患者的义务

D.审方配药的内容

E.关注的社会责任

二、B1型题

答题说明

以下提供若干组考题,每组考题共用在考题前列出的 A、B、C、D、E 五个备选答案,请从中选择一个与问题关系最密切的答案。某个备选答案可能被选择一次、多次或不被选择。

(51~52题共用备选答案)　　　　A.脾胃气虚

B. 气血不足

C. 阴寒凝滞

D. 寒湿阻郁

E. 湿热熏蒸

51. 面目一身俱黄,黄而鲜明如橘子色的病因是

52. 面目一身俱黄,黄而晦暗如烟熏的病因是

(53~54题共用备选答案)

A. 肝、胆

B. 脾、胃

C. 心、肺

D. 肾

E. 大肠

53. 舌边所反映的脏腑是

54. 舌根所反映的脏腑是

(55~56题共用备选答案)

A. 痿软舌

B. 强硬舌

C. 颤动舌

D. 吐弄舌

E. 短缩舌

55. 伤阴或气血俱虚可见

56. 心、脾有热可见

(57~58题共用备选答案)

A. 实证转虚

B. 虚证转实

C. 热证转寒

D. 由表入里

E. 由里出表

57. 麻疹初期,疹不出而见发热、喘咳、烦躁等症,待疹出后则烦热、咳喘消除,此属

58. 感受外邪,先有恶寒发热,脉浮紧等症,继而但发热不恶寒,舌红,苔黄,脉洪数,此属

(59~60题共用备选答案)

A. 血虚证

B. 血瘀证

C. 血寒证

D. 血热证

E. 血亏证

59. 前胸憋闷疼痛,面色暗沉,舌下静脉曲张粗大色紫,脉弦,为

60. 月经后期,经前腹痛,得温则疼痛缓解,舌淡紫,脉弦,为

(61~62题共用备选答案)

A. 一息四五至

B. 一息四至

C. 一息五至以上

D. 一息七至以上

E. 一息不足四至

61. 疾脉的脉象为

62. 缓脉的脉象为

(63~64题共用备选答案)

A. 发热恶寒

B. 但热不寒

C. 发热恶风

D. 寒热往来

E. 但寒不热

63. 里寒证常见

64. 里热证常见

(65~66题共用备选答案)

A. 肝火上炎

B. 肝阳上亢

C. 肝阴不足

D. 肝气郁结

E. 肝阳化风

65. 患者眩晕耳鸣,头目胀痛,面红目赤,急躁易怒,腰膝酸软,头重足轻,舌红,脉弦细数。属于

66. 患者眩晕欲仆,头重脚轻,筋惕肉𥆧,肢麻震颤,腰膝酸软,舌红,苔薄白,脉弦细。属于

(67~68题共用备选答案)

A. 太阳中风证

B. 太阳伤寒证

C. 太阳蓄水证

D. 太阳蓄血证

E. 少阳证

67. 以恶寒发热,无汗,头身疼痛,脉浮紧为临床表现的证候是

68. 以发热恶风,汗出,脉浮缓为临床表现的证候是

(69~70题共用备选答案)

A. 37.5~38℃

B. 38.1~39℃

C. 39.1~40℃

D. 39.1~41℃

E. >41℃

69. 高热是指体温

70. 超高热是指体温

(71~72题共用备选答案)

A. 左心室肥大

B. 右心室肥大

C. 左心房肥大

D. 右心房肥大

E. 左右心室肥大

71. 心尖搏动向左下方移位的是

72. 心尖搏动向左移位的是

(73~74题共用备选答案)

A. 急性肺水肿

B. 支气管扩张症

C. 肺炎链球菌肺炎

D. 肺结核

E. 支气管哮喘

73. 双肺满布哮鸣音的是

74. 双肺满布干湿啰音的是

(75~76题共用备选答案)

A. 移动性浊音阳性

B. 麦氏点压痛阳性

C. 墨菲征阳性

D. 振水音阳性

E. 脾大、液波震颤阳性

75. 肝硬化晚期多出现

76. 幽门梗阻可出现

(77~78题共用备选答案)

A. 强迫坐位

B. 强迫仰卧位

C. 强迫侧卧位

D. 强迫俯卧位

E. 强迫蹲位

77. 严重脊柱疾病患者常出现的体位是

78. 发绀型先天性心脏病患者常出现的体位是

(79~80题共用备选答案)

A. 滑动触诊法

B. 浅部触诊法

C. 双手对应触诊法

D. 深压触诊法

E. 冲击触诊法

79. 触诊腹部肿块

80. 腹水患者触诊肝脏

(81~82题共用备选答案)

A. 一过性尿糖阳性

B. 生理性血糖升高

C. 病理性血糖升高

D. 生理性血糖降低

E. 病理性血糖降低

81. 胰岛B细胞瘤可见

82. 糖尿病可见

(83~84题共用备选答案)

A. 慢性肾衰竭

B. 肾病综合征

C. 急性肾炎

D. 肾盂肾炎

E. 急性肾小管坏死

83. 尿中出现红细胞管型最常见于

84. 尿中出现脂肪管型最常见于

(85~86题共用备选答案)

A. 胃肠穿孔

B. 肠梗阻

C. 溃疡性结肠炎

D. 结肠癌

E. 消化性溃疡

85. 立位 X 线检查可见两侧膈下有弧形或半月形透亮气体影的是

86. 立位 X 线检查可见肠管扩张,呈阶梯状气液平的是

(87～88 题共用备选答案)

A. 耐心倾听,正确引导

B. 严谨求实,防止差错

C. 尊重患者,知情同意

D. 尊重患者,心正无私

E. 对症下药,剂量安全

87. 医师在询问病史过程中应遵循的主要伦理要求是

88. 男医师给女患者进行妇科检查时需要有护士或其他医务人员在场的规定遵循的伦理要求是

(89～90 题共用备选答案)

A. 伤寒

B. 血吸虫病

C. 流感

D. 流脑

E. 秋季腹泻

89. 首选青霉素治疗的是

90. 首选诺氟沙星治疗的是

(91～92 题共用备选答案)

A. 病程超过 2 月

B. 病程超过 2 周

C. 病程超过 1 年

D. 病程超过 1 月

E. 病程超过半年

91. 慢性肝炎

92. 慢性细菌性痢疾

(93～94 题共用备选答案)

A. 蚊虫媒介传播

B. 体液传播

C. 呼吸道传播

D. 皮肤黏膜接触传播

E. 消化道传播

93. 流感的主要传播途径是

94. 伤寒的主要传播途径是

(95～96 题共用备选答案)

A. 认知过程障碍

B. 意志障碍

C. 情感过程障碍

D. 行为障碍

E. 心因性精神障碍

95. 知觉障碍、注意障碍、自知力障碍属于

96. 兴奋状态、木僵状态、违拗症属于

(97～98 题共用备选答案)

A. 自主原则

B. 公正原则

C. 互助精神

D. 社会的医德规范体系

E. 有利于患者疾病的缓解、治疗和康复

97. 医德评价的标准是

98. 评价医务人员医德行为的最根本的标准是

(99～100 题共用备选答案)

A.《药品经营许可证》

B.《药品生产许可证》

C.《医疗机构制剂许可证》

D. 药品注册商标

E. 药品批准文号

99. 企业生产中药饮片应具有

100. 生产中成药应有国务院药品监督管理部门发给的

一、A1 型题

答题说明

以下每一道考题下面有 A、B、C、D、E 五个备选答案,请从中选择一个最佳答案。

1. 下列不属于鉴别风寒感冒与风热感冒依据的是
   A. 恶寒发热的孰轻孰重
   B. 咽喉肿痛与否
   C. 鼻塞流涕与否
   D. 口渴与不渴
   E. 舌苔黄与白,脉象浮数与浮紧

2. 肾气虚喘证的呼吸特征是
   A. 胸盈仰息
   B. 喘咳气短
   C. 呼吸急促
   D. 呼吸短促
   E. 呼多吸少

3. 哮病缓解期,补肾摄纳宜选用
   A. 左归饮
   B. 右归饮
   C. 金锁固精丸
   D. 济生肾气丸
   E. 七味都气丸

4. 胸痹血瘀气滞证的临床主要特征是
   A. 胸部刺痛,固定不移,入夜尤甚
   B. 胸痛如窒,痛引肩背,痰多,肢体沉重
   C. 胸闷隐痛,时作时止,心悸气短
   D. 胸痛如绞,感寒尤甚,时作时止,胸闷气短
   E. 胸痛憋闷,心悸盗汗,腰酸膝软

5. 下列与不寐发病无关的脏腑是
   A. 肺
   B. 心
   C. 肾
   D. 肝
   E. 脾

6. 脾胃虚寒型胃痛的疼痛特点是
   A. 胃痛暴作,恶寒喜暖,得温痛减
   B. 胃脘胀满,攻撑作痛,脘痛连胁,每因情志因素而痛作
   C. 胃脘灼痛,痛势急迫
   D. 胃痛隐隐,喜温喜按
   E. 胃脘隐隐灼痛

7. 脾肾阳虚型水肿的治疗主方是
   A. 参苓白术散
   B. 五苓散
   C. 补中益气汤
   D. 实脾饮合肾气丸
   E. 越婢加术汤

8. 中风的好发年龄是
   A. 30 岁以上
   B. 40 岁以上
   C. 50 岁以上
   D. 60 岁以上
   E. 70 岁以上

9. 眩晕肝阳上亢证的首选方剂是
   A. 天麻钩藤饮
   B. 大定风珠
   C. 杞菊地黄丸
   D. 归脾汤
   E. 半夏白术天麻汤

10. 下列不属于淋证特征的是
    A. 小便频数
    B. 淋沥涩痛
    C. 欲出未尽
    D. 小腹拘急
    E. 痛引胸胁

11. 消渴病的主要病理变化是
    A. 肾阴亏损
    B. 胃热炽盛
    C. 肺热津伤
    D. 阴虚燥热
    E. 阴阳两虚

12. 高血压合并妊娠,下列不适合应用的药物是
    A. 血管紧张素转换酶抑制剂
    B. 甲基多巴
    C. β受体阻滞剂
    D. 利尿剂
    E. 钙通道阻滞剂

13. 催吐术适用于
    A. 昏迷者
    B. 清醒、能合作者
    C. 惊厥患者
    D. 腐蚀剂中毒者
    E. 伴有上消化道出血者

14. 下列关于湿疹治疗的叙述,错误的是
    A. 内服药的目的主要是抗炎止痒
    B. 合并感染者,可加用抗生素
    C. 慢性湿疹迁延不愈者,需口服糖皮质激素
    D. 根据皮疹形态特点,选用适当的剂型和药物
    E. 消除体内慢性病灶及其他全身性疾病

15. 精癃的常见并发症是
    A. 水疝
    B. 尿闭
    C. 石淋
    D. 血淋
    E. 子痈

16. 下列冻疮早期复温的措施,错误的是

    A. 脱去潮湿的衣服、鞋袜
    B. 给予预热饮料
    C. 必要时静脉输入加温的葡萄糖溶液
    D. 温水浸洗伤处
    E. 用雪揉搓

17. 关于胎动不安的辨证要点,错误的是
    A. 腰腹下坠
    B. 阴道下血
    C. 恶心呕吐
    D. 腰酸
    E. 小腹疼痛

18. 应与经间期出血相鉴别的疾病是
    A. 经期延长
    B. 月经先期
    C. 胎漏
    D. 经乱
    E. 激经

19. 治疗血虚型经行头痛的首选方剂是
    A. 两地汤
    B. 六味地黄丸
    C. 八珍汤
    D. 补中益气汤
    E. 四物汤

20. 下列哪项最有助于水痘的诊断
    A. 疱疹发于四肢头面
    B. 疱疹空泡易破
    C. 同一时期丘疹、疱疹、干痂并见
    D. 疱疹周围红晕
    E. 疱疹痂盖脱落,不留瘢痕

21. 急惊风的主要病机是
    A. 内犯心脾
    B. 内侵心肺
    C. 内陷心肝
    D. 内犯心肾

E. 内陷肝肾

22. 足少阴肾经的郄穴是
A. 涌泉
B. 极泉
C. 大钟
D. 水泉
E. 天泉

23. 位于内踝高点上3寸,胫骨内侧缘后际的穴位是
A. 光明
B. 绝骨
C. 复溜
D. 三阴交
E. 至阴

24. 有肺脏疾病的患者常在何穴处出现压痛
A. 太渊
B. 鱼际
C. 列缺
D. 尺泽
E. 中府

25. 治疗胎位不正最常用的腧穴是
A. 隐白
B. 至阴
C. 太冲
D. 昆仑
E. 三阴交

26. 治疗不寐肝火扰心证的随证配穴是
A. 心俞、丘墟
B. 期门、阳陵泉
C. 心俞、脾俞
D. 行间、侠溪
E. 胃俞、足三里

27. 下列除何穴外,均能治疗肾气亏虚型癃闭

A. 关元
B. 肾俞
C. 复溜
D. 血海
E. 太溪

28. 针灸治疗肺热伤津型痿证,可在主穴的基础上加
A. 肝俞
B. 尺泽
C. 太溪
D. 中脘
E. 阴陵泉

29. 白睛溢血由肺热引起者,治疗首选的方剂是
A. 退赤散
B. 归芍地黄汤
C. 六味地黄丸
D. 甘麦大枣汤
E. 导赤散

30. 下列不属于沙眼Ⅰ期诊断标准的是
A. 上睑结膜血管模糊
B. 上睑结膜有乳头增生
C. 上睑结膜有瘢痕
D. 上睑结膜有滤泡
E. 角膜血管翳

31. 关于耳鸣、耳聋实证的辨证要点,错误的是
A. 发病急
B. 病程长
C. 耳鸣声大
D. 听力迅速下降
E. 耳鸣高调

32. 急喉风的临床表现不包括
A. 发病急骤
B. 呼吸困难

C. 语言难出

D. 痰涎壅盛

E. 汤水易下

A. 腕关节不能主动背伸

B. 大鱼际肌萎缩

C. 拇指不能主动背伸

D. 手背桡侧两个半手指感觉丧失

E. 前臂伸肌群萎缩

33. 下列哪项不是骨折后长期卧床的并发症

A. 创伤性关节炎

B. 坠积性肺炎

C. 褥疮

D. 尿路结石

E. 尿路感染

35. 手法治疗落枕,可无下列哪项作用

A. 疏通经络

B. 松弛肌肉

C. 松解痉挛

D. 松解粘连

E. 调理气血

34. 下列不属于桡神经损伤临床表现的是

二、A2 型题

答题说明

以下每一道考题下面有 A、B、C、D、E 五个备选答案,请从中选择一个最佳答案。

36. 患者,男,22 岁。身热,微恶风,汗少,肢体酸重,头昏重胀痛,咳嗽痰黏,鼻流浊涕,心烦口渴,舌苔薄黄而腻,脉濡数。治疗应首选

A. 银翘散

B. 桑菊饮

C. 新加香薷饮

D. 桑白皮汤

E. 藿香正气散

A. 丹参饮

B. 瓜蒌薤白白酒汤

C. 小陷胸汤

D. 瓜蒌薤白半夏汤

E. 苏合香丸

39. 患者,女,55 岁。近 2 周来心悸不安,心烦少寐,手足心热,舌红少苔,脉细数。辨证为

A. 心阳不振

B. 肝阳上亢

C. 痰火扰心

D. 心虚胆怯

E. 阴虚火旺

37. 患者,女,21 岁。近日气候骤冷,调摄不慎,出现恶风畏寒,头痛时作,痛连项背,遇风尤剧,口不渴,苔薄白,脉浮。证属

A. 风湿头痛

B. 风寒头痛

C. 风热头痛

D. 肝阳头痛

E. 痰浊头痛

40. 患者,男,25 岁。大量食用冷饮后出现胃痛暴作,恶寒喜暖,得温痛减,遇冷加重,口淡不渴,舌苔薄白,脉弦紧。治宜

A. 疏肝理气,和胃止痛

B. 滋阴益胃,和中止痛

C. 温中健脾,和胃止痛

D. 温胃散寒,理气止痛

38. 患者,女,62 岁。胸痛发作 3 小时,现以胸闷痛为主,气短喘促,痰黄黏,形体肥胖,舌暗红,苔黄厚腻,脉滑数。治疗应首选

E. 消食导滞,和胃止痛

E. 脾肾两虚

41. 患者泄泻腹痛,泻下急迫,粪色黄褐而臭,肛门灼热,烦热口渴,小便短赤,舌苔黄腻,脉滑数。其治法是
   A. 消食导滞
   B. 泄热导滞
   C. 清热利湿
   D. 通腑泄热
   E. 通腑消食

42. 患者,男,46 岁。突然跌倒,神志不清,口吐涎沫,两目上视,四肢抽搐,口中如作猪羊叫声,移时苏醒,苔白腻,脉弦滑。治疗应首选
   A. 定痫丸
   B. 导痰汤
   C. 二阴煎
   D. 涤痰汤
   E. 控涎丹

43. 患者,男,45 岁。两胁隐痛 1 年,右侧为甚,易疲倦,遇劳加重,渐至口干舌燥,眩晕不寐,心中烦热,舌红,少苔,脉细弦而数。治疗宜选
   A. 芍药甘草汤
   B. 一贯煎
   C. 复元活血汤
   D. 柴胡疏肝散
   E. 玉女煎

44. 患者,女,62 岁。身肿 1 个月,腰以下为甚,脘腹胀闷,纳呆便溏,面色萎黄,神倦,肢冷畏寒,尿少,舌淡,苔白腻,脉沉弱。应辨证为
   A. 脾阳虚衰
   B. 水湿浸渍
   C. 脾虚失运
   D. 肾气虚衰

45. 患者,女,43 岁。10 天前开始尿痛、尿频,近 3 天高热约 40℃,口渴,全身酸痛,腰部疼痛尤为显著,尿白细胞满视野,尿糖(+++),血糖 6.1mmol/L,给予抗生素治疗。下列不需要进行的检查是
   A. 血培养
   B. 肾脏超声检查
   C. 口服葡萄糖耐量试验
   D. 清洁中段尿培养
   E. 血常规

46. 患者,男,68 岁。排便时胸闷,随即跌倒,呼之不应,皮肤发绀。最有助于确诊心脏骤停的临床表现是
   A. 意识丧失
   B. 呼吸停止
   C. 皮肤发绀
   D. 心音消失
   E. 桡动脉搏动消失

47. 患儿,男,6 岁。因头皮瘙痒并脱发斑 2 周就诊。查体:头皮散在 5~6 处 1~2cm 直径大小的脱发斑,表面少许鳞屑,并可见长 2~4mm 断发,其外周有白鞘。应考虑的疾病是
   A. 黄癣
   B. 白癣
   C. 黑点癣
   D. 斑秃
   E. 脓癣

48. 患者,男,48 岁。曾因痔疮间断有大便带血。近 2 个月来大便持续性带血,并伴大便习惯改变。需首先进行的最简便有效的检查是
   A. 腹部 B 超
   B. 钡剂灌肠

C.纤维结肠镜检查

D.直肠指诊

E.腹部CT

49.患者,女,17岁。面、鼻部痤疮,用手指挤压,有米粒样白色脂栓挤出,颜面潮红,舌红,苔薄黄,脉细数。治疗应首选

A.枇杷清肺饮

B.桑菊饮

C.银翘散

D.消风散

E.防风通圣散

50.患者,女,20岁。初潮18岁,周期一直不规则,现阴道突然下血,量多如崩,色淡红,5天后量减,淋漓不净又已10余日,面色晦暗,纳差便溏,舌淡,苔薄,脉沉细。其治法是

A.滋肾固阴,养血调经

B.温肾止血,养血调经

C.益气固本,养血止血

D.清热凉血,养血止血

E.祛瘀止血,活血调经

51.患者,女,26岁。产后乳汁正常,与家人生气后,乳汁骤减,乳汁稠,乳房胀硬而痛,精神抑郁,胸胁胀痛,食欲减退,舌暗红,苔薄黄,脉弦数。其诊断是

A.产后缺乳,气血虚弱证

B.产后缺乳,肝郁气滞证

C.产后缺乳,痰浊阻滞证

D.乳痈,气滞热壅证

E.产后抑郁症,肝气郁结证

52.患者,女,33岁。生育2胎,人工流产2次。1年前末次手术后,月经错后旬余,经血量少,色暗红,经行后期腹痛,冷痛拒按,经热敷痛势可缓解,形体瘦弱,面色少华。应选方为

A.生化汤

B.温经汤(《金匮要略》)

C.温经汤(《妇人良方大全》)

D.艾附暖宫丸

E.胶艾汤

53.患儿,女,6岁。发热烦躁,咳嗽而喘,呼吸困难,气急鼻扇,张口抬肩,口唇紫红,面赤口渴,喉间痰鸣,声如拽锯,舌质红,舌苔黄腻,脉象弦滑。应诊断为

A.肺炎喘嗽,风热闭肺型

B.肺炎喘嗽,痰热闭肺型

C.肺炎喘嗽,毒热闭肺型

D.热性哮喘

E.痰热咳嗽

54.患儿,男,5岁。泻下稀薄如水注,粪色深黄而臭,腹部时感疼痛,食欲不振,肢体倦怠,不发热,口渴,小便短黄,舌苔黄腻。治疗应首选

A.参苓白术散

B.附子理中汤

C.葛根芩连汤

D.保和丸

E.藿香正气散

55.患者,女,42岁。月经先后无定期,量少、色淡、腰膝酸软,取三阴交、关元、肾俞治之。针刺关元时,宜选用的进针方法是

A.单手进针

B.提捏进针

C.舒张进针

D.指切进针

E.夹持进针

56.患者,男,43岁。耳鸣耳聋日久,耳中如蝉鸣,按之鸣声减弱,时作时止,劳累后加剧,兼有腰膝酸软,乏力,遗精,脉虚细。治疗宜选

A. 行间、丘墟、足临泣

B. 肾俞、太溪、照海

C. 脾俞、肾俞、肝俞

D. 外关、阳池、风池

E. 内关、曲泽、大陵

57.患者,男,59 岁。视物昏花,视力缓降,晶珠浑浊,头昏耳鸣,少寐健忘,腰酸腿软,口干,舌红,少苔,脉细。其辨证是

A. 肝肾不足

B. 脾气虚弱

C. 肝热上扰

D. 风热并重

E. 气血亏虚

58.患者,男,43 岁。鼻痒打喷嚏,鼻塞流清涕,嗅觉减退,恶风怕冷。面色苍白,气短,自汗,舌质淡,苔薄白,脉虚弱。检查见鼻腔黏膜苍白水肿,双下鼻甲尤甚,鼻内清稀分泌物。其治法是

A. 健脾补气,升阳通窍

B. 温肺散寒,益气固表

C. 温肾壮阳,补肺止涕

D. 清宣肺气,通利鼻窍

E. 清热散邪,宣肺通窍

59.患者,女,60 岁。不慎跌倒,右手背着地,当即右腕肿痛,腕下垂,活动受限。其诊断是

A. Colles 骨折

B. Smith 骨折

C. 尺神经损伤

D. 桡神经损伤

E. 腕关节脱位

60.患者,男,70 岁。上、下楼梯时双膝关节疼痛 2 年。查体:双手远端指间关节背侧可见希伯登氏(Heberden)结节,双膝活动有摩擦感。实验室检查:红细胞沉降率正常,类风湿因子 15IU/mL(正常 <20IU/mL)。最可能的诊断是

A. 痛风性关节炎

B. 风湿性关节炎

C. 类风湿关节炎

D. 骨关节炎

E. 半月板损伤

三、B1 型题

答题说明

以下提供若干组考题,每组考题共用在考题前列出的 A、B、C、D、E 五个备选答案,请从中选择一个与问题关系最密切的答案。某个备选答案可能被选择一次、多次或不被选择。

(61~62 题共用备选答案)

A. 麻黄、桂枝

B. 羌活、独活

C. 一枝黄花、土牛膝、玄参

D. 滑石、甘草、赤茯苓

E. 玉屏风散

61.风寒束表证感冒,表寒重,头痛身痛,憎寒发热无汗者,可用荆防达表汤加

62.风热犯表证感冒,热毒壅阻咽喉,乳蛾红肿疼痛者,可用银翘散加

(63~64 题共用备选答案)

A. 八珍汤

B. 四逆汤加人参

C. 参附汤合右归饮

D. 柴胡疏肝散

E. 桃仁红花煎合桂枝甘草龙骨牡蛎汤

63.气滞心胸之胸痹的代表方为

64.心肾阳虚之胸痹的代表方为

(65～66 题共用备选答案)

A.阴虚热盛

B.气阴两虚

C.阴阳两虚

D.血瘀气滞

E.阴阳欲绝

65.患者多饮、多食、多尿,面色晦暗,消瘦乏力,胸中闷痛,肢体麻木,夜间加重,唇紫,舌暗,苔少,脉沉涩。其证型属

66.患者除多饮、多食、多尿外,尚见形寒肢冷,面色无华,耳鸣腰酸,时有盗汗潮热,四肢欠温,小便清长,阳痿早泄,舌苔淡白而干,脉细数无力。诊断为消渴,其证型是

(67～68 题共用备选答案)

A.薏苡仁汤

B.防风汤

C.白虎加桂枝汤合宣痹汤

D.乌头汤

E.补血荣筋丸

67.风邪兼夹寒湿,留滞经脉,闭阻气血,形成行痹,选方为

68.寒邪兼夹风湿,留滞经脉,闭阻气血,形成痛痹,选方为

(69～70 题共用备选答案)

A.痛剧,固定不移,拒按,脉盛

B.痛缓,痛处不定,喜按,脉虚

C.胃脘灼痛,遇热痛甚,得寒痛剧

D.胃痛遇寒则剧,得温痛减

E.胀痛或涉及两胁,与情志有关

69.胃脘痛实证的特点为

70.胃脘痛虚证的特点为

(71～72 题共用备选答案)

A.高热

B.抽搐

C."三偏征"

D.脑膜刺激征明显

E.脑脊液大多正常

71.蛛网膜下腔出血的典型体征是

72.内囊区出血的典型表现是

(73～74 题共用备选答案)

A.沙参麦冬汤合五味消毒饮

B.二陈汤合瓜蒌薤白半夏汤

C.三子养亲汤

D.血府逐瘀汤

E.桃红四物汤

73.治疗肺癌阴虚毒热证应首选

74.治疗肺癌瘀阻肺络证应首选

(75～76 题共用备选答案)

A.呼吸有氨味

B.呼吸有烂苹果味

C.呼吸有腥臭味

D.呼吸有苦杏仁味

E.呼吸有刺激性蒜味

75.有机磷农药中毒时

76.糖尿病酮症酸中毒时

(77～78 题共用备选答案)

A.养血润燥,祛风止痒

B.益气养阴清热

C.滋阴,健脾除湿

D.调补气血

E.养血平肝,祛风润燥

77.接触性皮炎患者症见病情反复日久,皮损肥厚粗糙,上有鳞屑,或呈苔藓样变,舌淡红,苔薄,脉弦细。治法应为

78.重症药疹患者后期出现大片脱屑,伴低热,神疲乏力,气短,口干欲饮,舌红,少苔,脉细数。治法应为

(79～80 题共用备选答案)

A.截石位 3、7、11 点

B.截石位 6、12 点

C.截石位 3、9 点

D. 截石位 3、9、11 点

E. 胸膝位 3、9 点

79. 内痔的好发部位是

80. 肛裂的好发部位是

(81 ~ 82 题共用备选答案)

A. 肾阳虚型带下过多

B. 热毒蕴结型带下过多

C. 湿热下注型带下过多

D. 阴虚夹湿型带下过多

E. 脾虚型带下过多

81. 带下量多,清稀如水,绵绵不断,腰酸如折,多属于

82. 带下量多,色黄质稠,气味臭秽,口苦,溲赤,多属于

(83 ~ 84 题共用备选答案)

A. 补气养血,固肾安胎

B. 补肾健脾,益气安胎

C. 祛瘀消癥,固冲安胎

D. 清热凉血,养血安胎

E. 益气固冲安胎

83. 气血两虚型胎漏、胎动不安的治法是

84. 癥瘕伤胎型胎动不安的治法是

(85 ~ 86 题共用备选答案)

A. 桑菊饮

B. 银翘散

C. 透疹凉解汤

D. 大连翘汤

E. 清胃解毒汤

85. 水痘邪伤肺卫证的首选方剂是

86. 水痘毒炽气营证的首选方剂是

(87 ~ 88 题共用备选答案)

A. 腹胀拒按

B. 腹部灼热

C. 食则饱胀

D. 腹胀难忍

E. 腹胀肚膨

87. 乳食内积型积滞的腹胀特点是

88. 脾虚夹积型积滞的腹胀特点是

(89 ~ 90 题共用备选答案)

A. 隔附子饼灸

B. 实按灸

C. 隔盐灸

D. 隔蒜灸

E. 灯火灸

89. 治疗疮疡久溃不敛宜选

90. 治疗小儿疳腮宜选

(91 ~ 92 题共用备选答案)

A. 八会穴

B. 郄穴

C. 八脉交会穴

D. 络穴

E. 五输穴

91. 中脘属于

92. 梁丘属于

(93 ~ 94 题共用备选答案)

A. 5 寸

B. 6 寸

C. 7 寸

D. 8 寸

E. 9 寸

93. 中脘至耻骨联合上缘(曲骨)的骨度分寸是

94. 下脘至曲骨的骨度分寸是

(95 ~ 96 题共用备选答案)

A. 风热上犯

B. 风寒上犯

C. 肝胆火炽

D. 湿热犯目

E. 阴虚邪留

95. 黑睛星翳,反复发作,缠绵不愈,头重胸闷,口黏,舌红,苔黄腻,证属

96. 黑睛星翳密集,抱轮红赤,畏光流泪,灼热疼痛,口干咽苦,舌质红,苔黄,证属

（97~98题共用备选答案）

A. 肝肾不足

B. 脾虚湿浊停聚

C. 肝胆火炽,湿热壅盛酿脓

D. 火热邪毒,上攻耳道作肿成脓

E. 火毒内攻,邪犯心包

97. 耳痛加剧,耳脓骤然增多或减少,头痛剧烈,壮热,呕吐,多为

98. 耳部疼痛,牵拉耳壳或压迫耳屏时,疼痛更甚,多为

（99~100题共用备选答案）

A. 横断骨折或粉碎骨折

B. 疲劳骨折

C. 斜行骨折或螺旋形骨折

D. 撕脱骨折

E. 嵌插骨折

99. 直接暴力致伤的骨折形态多为

100. 间接暴力致伤的骨折形态多为

一、A2 型题

1. 患者,男,20 岁。因昨晚贪睡凉地,于今晨出现恶寒发热症状,恶寒重,发热轻,头痛,全身关节疼痛,咽痒而咳嗽,痰稀薄、色白、量不多,鼻塞流清涕,口不渴,舌质淡红,苔薄白而润,脉浮紧。其诊断是
   A. 咳嗽(风寒袭肺)
   B. 咳嗽(风热犯肺)
   C. 痹证(风寒)
   D. 感冒(风寒束表)
   E. 感冒(风热犯表)

2. 患者,女,74 岁。症见眩晕,失眠多梦,急躁易怒,怒则发作眩晕,视物旋转,如坐舟车,头胀痛,手足抽搐,舌红,苔薄黄少津,脉弦数。其辨证是
   A. 气血亏虚证
   B. 肝阳上扰证
   C. 瘀血阻脑证
   D. 痰浊蒙窍证
   E. 阴虚阳亢证

3. 患者大便时溏时泻,水谷不化,稍进油腻之物则大便次数增多,饮食减少,脘腹胀闷不舒,面色萎黄,肢倦乏力,舌淡,苔白,脉细弱。其诊断是
   A. 脾胃虚弱型泄泻
   B. 寒湿型泄泻
   C. 湿热型泄泻
   D. 肾阳虚衰型泄泻
   E. 肝气乘脾型泄泻

4. 患者,女,37 岁。排便不畅已经 5 年,粪质不干硬,但排出困难,平素感觉气短,易疲劳,肢倦懒言,舌质淡,苔白,脉偏弱。辨证为

   A. 气虚秘
   B. 血虚秘
   C. 阴虚秘
   D. 阳虚秘
   E. 气秘

5. 患者,男,70 岁。小便短赤灼热,尿细如线,小腹胀满。口苦口黏,舌质红,苔黄腻,脉数。治疗应首选
   A. 八正散
   B. 沉香散
   C. 春泽汤
   D. 清肺饮
   E. 石韦散

6. 患者,男,68 岁。胸闷如窒而痛,形体肥胖,肢体困重,痰多气短,遇阴雨天加重,伴倦怠乏力,纳呆便溏,口黏,恶心。苔白腻,脉滑。治疗应首选
   A. 当归四逆汤
   B. 枳实薤白桂枝汤
   C. 瓜蒌薤白半夏汤合涤痰汤
   D. 炙甘草汤
   E. 参附汤合右归饮

7. 患者,男,17 岁。因感冒诱发鼻衄,鼻腔干燥,口干咽燥,体温 37.8℃,干咳少痰,舌质红,苔薄黄,脉数。方剂可选用
   A. 桑菊饮
   B. 银翘散
   C. 玉女煎
   D. 龙胆泻肝汤
   E. 十灰散

8. 患者,女,46 岁。由于情志不遂,突然昏倒,

不省人事,口噤拳握,呼吸气粗,四肢厥冷,苔薄白,脉伏。下列方剂何者最宜
- A. 五磨饮子
- B. 四味回阳饮
- C. 通瘀煎
- D. 人参养营汤
- E. 导痰汤

9. 一胃病患者,食后脘腹胀满,朝食暮吐,暮食朝吐,吐出宿食不化,吐后即觉舒适,神疲乏力,面色少华,舌淡,苔薄,脉象细缓无力。治疗的主方为
- A. 理中汤
- B. 大半夏汤
- C. 小半夏汤
- D. 苓桂术甘汤
- E. 丁香透膈散

10. 患者,男,39 岁。平素性情急躁。近期因郁怒不解诱发便秘,大便干燥,数日一行,心烦易怒,目赤口苦,舌质红,苔黄,脉弦数。宜选
- A. 麻子仁丸
- B. 更衣丸
- C. 调胃承气汤
- D. 六磨汤
- E. 丹栀逍遥散

11. 患者,男,42 岁,机关职员。大便数日不行,欲便不得,伴有胸胁胀满,腹中胀痛,善太息,食后腹胀尤甚,嗳气频作,舌苔略腻,脉弦。证属
- A. 热秘
- B. 气秘
- C. 湿秘
- D. 气虚便秘
- E. 阳虚便秘

12. 患者,男,45 岁。胃病病史 5 年,胃脘疼痛

剧烈如刀割样,痛有定处而拒按,面色晦暗无华,唇暗,舌暗,有瘀斑,脉涩。治宜
- A. 消食导滞,和胃止痛
- B. 温中健脾,和胃止痛
- C. 活血化瘀,理气止痛
- D. 泄热和中,健运脾胃
- E. 清热化湿,和胃止痛

13. 某男,68 岁,近 1 年来出现善忘,不喜欢与人交往,对家人缺乏感情,逐渐出现表情呆滞,沉默寡言,言则词不达意,伴腰膝酸软,纳呆气短,五更泄,四肢不温,舌淡,舌体胖大,苔白,脉沉细。宜选何方为主治疗
- A. 四神丸加减
- B. 附子理中汤加减
- C. 七福饮加减
- D. 还少丹加减
- E. 补中益气汤加减

14. 患者,男,58 岁。冠心病病史 8 年,近因活动较多而发。诊见:心前区疼痛阵发,稍事活动则出现心悸而痛,伴胸闷,气短汗出,面色㿠白,四肢欠温,舌淡胖,苔白,脉沉细。辨证为
- A. 寒凝心脉
- B. 气滞心胸
- C. 气阴两虚
- D. 心肾阴虚
- E. 心肾阳虚

15. 患者,女,20 岁。每逢生气时即咳逆阵作,口苦咽干,胸胁胀痛,咳时面赤,舌红,苔薄黄,脉弦数。治疗应首选
- A. 黛蛤散合泻白散
- B. 龙胆泻肝汤合黛蛤散
- C. 清金化痰汤合桔梗汤
- D. 二陈汤合柴胡疏肝散
- E. 桑白皮汤合柴胡疏肝散

16. 患者,男,60岁。腰膝酸痛,劳累后加重,卧则稍减,反复发作,已3年余。伴见手足不温,少腹拘急,阳痿,舌淡,脉沉细。治疗最合适的方剂是
    A. 左归丸
    B. 右归丸
    C. 青娥丸
    D. 参芪地黄汤
    E. 赞育丹

17. 患者,女,56岁。长期患精神抑郁症,见眩晕心悸少寐,心烦易怒,舌质红,苔少,脉弦细而数,治疗方剂宜选
    A. 左归丸
    B. 右归丸
    C. 六味地黄丸
    D. 滋水清肝饮
    E. 归脾汤

18. 女性,32岁,1个月前感冒后发热咳嗽,服药无明显好转,现干咳,咽燥,咯血,潮热,盗汗,面色潮红,舌红少津,脉细数,其辨证为
    A. 肺气虚
    B. 肺阴虚
    C. 气阴两虚
    D. 心阴虚
    E. 肾阴虚

19. 患者,女性,先天不足,体质较弱,平素易于感冒,近1周来短气自汗,声音低怯,时寒时热,时有咳嗽,面白,舌质淡,脉弱。治宜选用
    A. 沙参麦冬汤
    B. 四君子汤
    C. 补肺汤
    D. 左归丸
    E. 参苏饮

20. 患者,烦渴多饮半月有余,口干舌燥,尿频量多,舌边尖红,苔黄,脉洪数有力。治法宜用
    A. 清热润肺,生津止渴
    B. 养阴润肺,生津止渴
    C. 清胃泻火,养阴保津
    D. 滋阴固肾
    E. 清泻肺胃

21. 患者尿频量多,浑浊如脂,尿有甜味,口干舌燥,舌红,脉沉细数。治法宜用
    A. 清利湿热
    B. 清热化湿
    C. 滋阴固肾
    D. 健脾益肾
    E. 滋肾养阴

22. 老年男性,体虚多病,症见发热,兼见形寒怯冷,四肢不温,面色白无华,精神萎靡,腰膝酸软,舌胖,苔白滑,脉浮大无力,宜选方
    A. 补中益气汤
    B. 归脾汤
    C. 金匮肾气丸
    D. 丹栀逍遥散
    E. 六味地黄丸

23. 男,50岁,肺气肿病史6年,1小时前突然呼吸困难加重,右侧胸痛,大汗、发绀,诊断应首先考虑
    A. 干性胸膜炎
    B. 急性心肌梗死
    C. 自发性气胸
    D. 细菌性肺炎
    E. 肺栓塞

24. 女性,32岁,1周前足部有过疖肿,前天开始发热,头痛伴有高热、寒战、咳脓痰,痰中带血丝,胸痛,听诊两肺呼吸音增强,偶有少量湿啰音,WBC12×10^9/L,中性90%,

胸部X线片两肺散在密度较淡的圆形病变，其中部分病灶有空洞伴液平，应考虑为

A. 支气管扩张症继发感染

B. 多发性肺囊肿伴感染

C. 肺炎链球菌肺炎

D. 金黄色葡萄球菌肺炎

E. 肺转移瘤

25. 男，54岁，间断性上腹部不适4年，餐后加重，嗳气，增大组胺试验BAO为零，MAO为5mmol/h（正常17～23mmol/h），胃腔pH为4.5，最大可能疾病是

A. 慢性浅表性胃窦炎

B. 慢性萎缩性胃窦炎

C. 慢性肥厚性胃炎

D. 十二指肠溃疡

E. 十二指肠球后溃疡

26. 患者，男，49岁。胃溃疡病史25年，反复发作，每于抑酸对症治疗好转，2个月来又有疼痛发作，经内科治疗8周不见好转，且逐渐消瘦。最可能的诊断是

A. 复合溃疡

B. 消化性溃疡复发

C. 药物抗药，不敏感

D. 消化性溃疡癌变

E. 多发溃疡

27. 男性，68岁。原发性高血压30年，肾功能不全3年，现尿少，水肿，血钾5.6mmol/L，血肌酐320μmol/L。哪类降压药不能应用

A. 利尿剂

B. α受体阻滞剂

C. β受体阻滞剂

D. 钙离子拮抗剂

E. 血管紧张素转换酶抑制剂

28. 女性，58岁，近半年来自觉心前区阵发性疼痛，常在休息或清晨时发作，持续时间一般为20～30分钟，含服硝酸甘油后缓解。疼痛发作时，心电图胸前导联ST段抬高，运动负荷试验阴性，其诊断为

A. 初发型心绞痛

B. 卧位型心绞痛

C. 稳定型心绞痛

D. 变异型心绞痛

E. 恶化型心绞痛

29. 女，31岁，妊娠5个月。发现尿糖（+），口服葡萄糖耐量试验结果：空腹血糖6.6mmol/L，2小时血糖10.6mmol/L。既往无糖尿病史。最可能的诊断是

A. 肾性糖尿

B. 糖尿病合并妊娠

C. 妊娠期糖尿病

D. 继发性糖尿病

E. 其他特殊类型糖尿病

30. 男，52岁，慢性肾盂肾炎8年，高热、腰痛5天入院，血肌酐750μmol/L，尿蛋白（+），白细胞20～30/HP，红细胞3～5/HP，抗菌药物应选用

A. 磺胺类

B. 呋喃类

C. 氨苄西林

D. 卡那霉素

E. 庆大霉素

31. 男性，65岁。尿频、夜尿增多已5年，常有排尿困难和尿潴留，反复发作尿路感染已1年，发作时有尿频、尿急、尿痛和发热，经用抗生素治疗后退热，症状缓解，但不久又再复发，本例最有价值的进一步检查是

A. 腹部X线平片

B. 静脉肾盂造影

C. 中段尿培养

D. 尿找抗酸杆菌

E. 肛门指诊前列腺检查

32. 患者,男,23 岁。右前臂内侧有红丝一条,向上走窜,停于肘部。用砭镰疗法的操作要点是
    A. 沿红线两头,针刺出血
    B. 梅花针沿红线打刺,微微出血
    C. 用三棱针沿红线寸寸挑断,并微微出血
    D. 用三棱针点刺出血
    E. 梅花针沿红线打刺,微微出血,并加神灯照法

33. 男性,25 岁。3 年来反复镜下血尿,偶见红细胞管型。尿蛋白定量 0.9g/24h。血肌酐 97.24μmol/L,尿素氮 5.4mmol/L,IgG14g/L,IgA6g/L,IgM 1.39g/L,抗"O" : 200。为了明确诊断,最有价值的进一步检查是
    A. 尿找抗酸杆菌
    B. 腹部 X 线平片
    C. 逆行肾盂造影
    D. 肾活检
    E. 中段尿培养

34. 患者,男,35 岁。烧伤后,体温不升,呼吸气微,表情淡漠,神志恍惚,嗜睡,语言含糊不清,四肢厥冷,汗出淋漓,舌光,无苔,脉细。其证候是
    A. 火热伤津
    B. 阴伤阳脱
    C. 火毒内陷
    D. 气血两虚
    E. 脾胃虚弱

35. 某男,33 岁,多日来出现小便频急,茎中热痛,尿黄而浊,尿中有白浊滴出,伴会阴、睾丸部胀痛不适。肛诊:前列腺饱满,压痛(++),质不硬。舌红,苔黄腻,脉滑数,诊断为前列腺炎,治宜
    A. 补肾滋阴,清泄相火
    B. 清热利湿
    C. 活血化瘀

    D. 温肾固精
    E. 疏肝解郁

36. 一患者突然上腹剧痛,伴恶心呕吐、腹胀。检查腹部有压痛、反跳痛、肌紧张。血清淀粉酶 356 温氏单位。如诊断重症胰腺炎还需具备下列哪一项
    A. 体温升高
    B. 白细胞增高
    C. 暴饮暴食病史
    D. 血性腹水
    E. 血钙降低

37. 男性,26 岁,无诱因脐周围持续性痛 24 小时,8 小时前转移至右下腹部,恶心呕吐,腹痛,脉搏 76 次/分,血压 120/80mmHg,体温 37.2℃,右下腹局限性压痛,轻度腹肌紧张,肠鸣音正常。白细胞 10×10⁹/L,中性 76%,诊断应考虑
    A. 急性胃肠炎
    B. 急性胆囊炎
    C. 急性肠系膜淋巴结炎
    D. 急性阑尾炎
    E. 胃溃疡穿孔

38. 女患者,24 岁,每于经后 2 天小腹冷痛,喜温喜按,月经量少,色暗淡,腰膝酸软,小便清长,苔白润,脉沉细。中医辩证为
    A. 阳虚内寒
    B. 寒凝血瘀
    C. 气血虚弱
    D. 肝肾亏损
    E. 气滞血瘀

39. 女患者,曾多次人工流产,近 2 年月经量少,现月经 3 月余未行,头晕耳鸣,腰膝酸软,查尿妊娠试验阴性,舌淡,少苔,脉沉弱,中医辨证为
    A. 气血虚弱

B. 痰湿阻滞

C. 阴虚血燥

D. 肝肾不足

E. 脾肾阳虚

40. 女患者,产后1周,乳汁极少,乳汁清稀,乳房柔软,不胀,面色少华,神疲食少,舌淡,少苔,脉虚细。治疗首选

A. 四物汤

B. 补中益气汤

C. 通乳丹

D. 下乳涌泉散

E. 圣愈汤

41. 女患者,27岁,产后1年半,因产后大出血,月经一直未复潮,头晕眼花,心悸气短,神疲肢倦,纳呆食少,舌淡,苔薄白,脉沉缓。治疗首选方剂是

A. 人参滋血汤

B. 人参养荣汤

C. 归肾丸

D. 黄芪汤

E. 加减一阴煎

42. 患者,女,28岁。停经60天,阴道流血逐渐增多,色红有块,小腹坠胀疼痛,治宜

A. 止血以安胎

B. 下胎以益母

C. 补肾止血安胎

D. 健脾止血安胎

E. 治病与安胎并举

43. 某女,月经每20~45天一行,经量少,色淡暗,质清。腰骶酸痛,头晕耳鸣,舌淡,苔少,脉细尺弱。其治法是

A. 疏肝理气调经

B. 疏肝活血化瘀

C. 补肾调经

D. 补肾疏肝

E. 补肾活

44. 女患者,21岁,14岁初潮,每于经期出现小腹冷痛,喜温喜按,经量少,色暗淡,腰膝酸冷,舌淡,苔白润,脉沉。治疗首选方剂是

A. 金匮温经汤

B. 少腹逐瘀汤

C. 圣愈汤

D. 调肝汤

E. 胶艾汤

45. 女患者,38岁,带下量多,质稀清冷,腰膝酸冷,小便频数,大便溏薄,舌淡,苔薄白,脉沉迟,治疗首选方剂为

A. 完带汤

B. 易黄汤

C. 内补丸

D. 止带方

E. 龙胆泻肝汤

46. 患者,女,30岁。产后恶露不止,量较多,色深红,质黏稠,夹有血块,面赤口燥,乳房及少腹胀痛,舌红,苔黄,脉弦数。宜选用

A. 保阴煎

B. 清营汤

C. 丹栀逍遥散

D. 生化汤

E. 补中益气汤

47. 女患者,29岁,停经46天,阴道少量出血5天,色淡红,右下腹隐痛,查尿妊娠试验阳性,B超检查宫腔内未见胎囊,诊断为异位妊娠未破损型,中药保守治疗的治法是

A. 活血化瘀,消癥杀胚

B. 活血祛瘀,佐以益气

C. 回阳救脱,活血祛瘀

D. 破瘀消癥

E. 理气活血,祛瘀消癥

48. 患儿,2 岁。形体极度消瘦,面呈老人貌,皮包骨头,腹凹如舟,精神萎靡,大便溏薄,舌淡,苔薄腻,其证候是
    A. 疳肿胀
    B. 疳气
    C. 疳积
    D. 干疳
    E. 心疳

49. 患者,女,53 岁。咳嗽月余,加重 1 周,咳引胸胁疼痛,痰少而稠,面赤咽干,舌苔黄少津,脉弦数。治疗应选取何经穴为主
    A. 手太阴、手阳明经
    B. 手太阴、足太阴经

C. 足阳明、手阳明经
D. 足太阴、足厥阴经
E. 足厥阴、手太阴经

50. 某男,4 年前曾有左髋关节后脱位病史,复位后未行固定。此次因无外伤出现髋关节隐痛,活动后加重半年,活动受限 2 个月而就诊,X 线显示股骨头有塌陷,请问最可能的诊断是
    A. 创伤性关节炎
    B. 关节僵硬
    C. 骨化性肌炎
    D. 骨缺血性坏死
    E. 习惯性脱位

二、A3/A4 型题

答题说明

以下提供若干个案例,每个案例下设若干考题。请根据各考题题干所提供的信息,在每题下面的 A、B、C、D、E 五个备选答案中选择一个最佳答案。

(51~54 题共用题干)

患者,女性,23 岁。因天气变化,起居不慎而外感,症见身热恶风,汗出不畅,咳嗽咳吐黄黏痰,咽喉肿痛,口渴,舌苔微黄,脉浮数。

51. 根据患者上述临床表现及中医辨证理论可辨何证及采用哪种方剂
    A. 暑湿伤表证,新加香薷饮
    B. 风寒束表证,荆防败毒散
    C. 风热犯表证,银翘散合葱豉桔梗汤加减
    D. 气虚感冒,参苏饮加减
    E. 阴虚感冒,加减葳蕤汤

52. 如患者患消渴症多年,素体阴亏,兼见少汗心烦,口干痰少,间或有盗汗、失眠,眼睛干涩,舌红少苔而干,脉细,其治法宜为
    A. 滋阴解表
    B. 辛温解表
    C. 祛暑解表
    D. 辛凉解表
    E. 益气解表

53. 此时根据中医辨证理论及治疗原则,应采用的方剂为
    A. 桑菊饮加减
    B. 香薷饮加减
    C. 葳蕤汤加减
    D. 银翘散加减
    E. 止嗽散加减

54. 如患者肺热素盛,风寒外束,症见烦热恶寒少汗,咳逆气急,痰稠,声哑,可配伍
    A. 石膏、麻黄
    B. 南沙参、天花粉、梨皮
    C. 大青叶、蒲公英、草河车
    D. 一枝黄花、元参、土牛膝
    E. 黄芩、知母、瓜蒌

(55~58 题共用题干)

患者,女,42 岁,平素倦怠少食,胃脘冷痛,近半年吐血缠绵不止,时轻时重,血色暗淡,伴见神疲乏力,心悸气短,面色苍白,舌质

淡,脉细弱。

55. 根据上述临床表现,按照中医辨证理论,该病例应辨证为
  A. 脾胃虚寒,气不摄血
  B. 脾气亏虚,气不摄血
  C. 瘀血久留,血不归经
  D. 肝火犯胃,热灼血络
  E. 胃热壅实,热迫血行

56. 如平素肢冷畏寒,胃脘冷痛,大便稀溏,可选用
  A. 归脾汤加三七粉
  B. 香砂六君子汤加三七粉
  C. 柏叶汤合理中丸
  D. 胶艾汤加白及粉
  E. 吴茱萸汤加白及粉

57. 患者呕血量突然增多,气随血脱,症见面色苍白,四肢厥冷,汗出,脉微,应急服
  A. 参附龙牡汤合黑锡丹
  B. 独参汤
  C. 回阳救逆汤
  D. 回阳解毒汤
  E. 通脉四逆汤

58. 如患者呕血治愈,生活调理中下列哪一项不是禁忌
  A. 暴饮暴食
  B. 饮酒
  C. 情志过激
  D. 房事
  E. 辛辣刺激性食品

(59~60题共用题干)

患者,女,52岁。近因操劳过度出现,心前区疼痛,症见心痛阵发,心胸憋闷,失眠心烦,腰膝酸软,大便偏干,舌红少津,苔花剥,脉细而时有间歇。

59. 辨证为
  A. 心血瘀阻
  B. 心肾阳虚
  C. 气阴两虚

  D. 心肾阴虚
  E. 痰浊闭阻

60. 治疗应首选
  A. 柴胡疏肝散加减
  B. 六味地黄丸合交泰丸加减
  C. 天王补心丹合炙甘草汤加减
  D. 生脉散合人参养荣汤加减
  E. 血府逐瘀汤加减

(61~63题共用题干)

患者,男,40岁。有高血压病史2年,近日情志不遂头痛而眩,心烦易怒,夜眠不宁,两胁胀痛,面红口苦,苔薄黄,脉弦有力。

61. 此患者中医辨证应诊断为
  A. 风热头痛
  B. 风湿头痛
  C. 肝阳头痛
  D. 痰浊头痛
  E. 肾虚头痛

62. 下列哪项为本病主要治法
  A. 疏散风热
  B. 平肝潜阳
  C. 养阴补肾
  D. 化痰降逆
  E. 健脾宁心

63. 下列方药宜选用
  A. 芎芷石膏汤
  B. 天麻钩藤饮加减
  C. 大补元煎加减
  D. 半夏白术天麻丸加减
  E. 镇肝熄风汤

(64~68题共用题干)

患者,男,40岁。昨夜受凉,今日突然呕吐,呕吐物多为清水痰涎,胸脘满闷,不思饮食,头眩心悸,苔白腻,脉滑。

64. 其辨证为
  A. 食滞内停
  B. 痰饮内阻

C.肝气犯胃

D.湿热中阻

E.外邪犯胃

65.治法为

A.温化痰饮,和胃降逆

B.除湿化痰,理气和中

C.温胃散寒,行气止痛

D.疏肝理气,降逆和胃

E.温中散寒,降逆止呃

66.首选方剂为

A.保和丸

B.益胃汤合橘皮竹茹汤

C.香苏散合良附丸

D.藿香正气散

E.小半夏汤合苓桂术甘汤

67.若患者兼气滞腹痛,宜加

A.白蔻、砂仁

B.厚朴、苍术

C.大黄、栀子

D.吴茱萸、陈皮

E.三七、黄芪

68.若患者兼脘腹胀闷,嗳腐吞酸,宜加

A.陈皮、川楝子

B.香附、郁金

C.黄连、黄芩

D.神曲、鸡内金、莱菔子

E.乌药、元胡

(69~71题共用题干)

患者,中年男性,主因腰部困重疼痛月余,于8月16日来诊。腰痛每于阴雨天加重,伴有头痛如裹,脘腹不舒,口中黏腻,小便黄赤,大便不爽,舌质红,苔腻略黄,脉濡数。

69.该患者应诊断为何种腰痛

A.肾著腰痛

B.湿热腰痛

C.肾虚腰痛

D.血瘀腰痛

E.风湿腰痛

70.该患者中医治法宜选用

A.散寒行湿,通经活络

B.祛风除湿,通经活络

C.清热祛湿,舒筋活络

D.活血化瘀,理气止痛

E.活血清热,补肾强腰

71.治疗该患者的中医方剂宜选用

A.肾著汤加减

B.独活寄生汤加减

C.四妙丸加减

D.知柏地黄丸加减

E.宣痹汤加减

(72~74题共用题干)

患者,男性,48岁。寒热往来,身热起伏,汗少,咳嗽,痰少,气急,胸胁刺痛,随呼吸、转侧加重,口苦,咽干,苔薄白,脉弦数。

72.根据以上描述,应诊断为

A.溢饮

B.胸痹

C.支饮

D.痰饮

E.悬饮

73.根据以上描述,证属

A.饮停胸胁

B.邪犯胸肺

C.络气不和

D.表寒里饮

E.脾阳虚弱

74.根据辨证,宜选用

A.小青龙汤

B.苓桂术甘汤合小半夏加茯苓汤

C.控涎丹

D.柴枳半夏汤

E.香附旋覆花汤

(75~79题共用题干)

患者,男,73岁,高热头痛,手足躁动,口噤,舌质红绛,少苔,脉弦细而数。

75.根据描述,该病属

A.中风

B.癫证

C.痫证

D.颤证

E.痉证

76.该证的治法为

A.祛风散寒,燥湿和营

B.清心透营,开窍止痉

C.清肝潜阳,息风止痉

D.清泄胃热,增液止痉

E.豁痰开窍,息风止痉

77.该病证的首选方为

A.羌活胜湿汤

B.乌头汤

C.羚角钩藤汤

D.白虎汤

E.清营汤

78.若患者出现口苦苔黄,则加

A.龙胆草、栀子、黄芩

B.黄连、菊花

C.白芍、生地黄

D.石膏、生地黄、麦冬

E.大黄、芒硝

79.若患者出现口渴甚,则加

A.白芍、生地黄

B.石膏、花粉

C.栀子、淡竹叶

D.黄芩、生地黄

E.牡丹皮、白芍

(80~82题共用题干)

患者,男性,36岁,双下肢痿软无力5年余,反反复复,逐渐加重,腰膝酸软,不能久立,腿胫大肉渐脱,眩晕,耳鸣,舌咽干燥,遗精,盗汗,舌红,少苔,脉细数。

80.根据描述,该病证候为

A.脾胃虚弱证

B.肝肾亏损证

C.脉络瘀阻证

D.肺热津伤证

E.湿热浸淫证

81.该病治法为

A.补中益气,健脾升清

B.益气养营,活血行瘀

C.补益肝肾,滋阴清热

D.清热润燥,养阴生津

E.清热利湿,通利经脉

82.代表方是

A.虎潜丸

B.归脾汤

C.圣愈汤合补阳还五汤

D.知柏地黄丸

E.生脉散

(83~84题共用题干)

患者,男,48岁。慢性肾炎5年。水肿反复发作,面目浮肿,腰以下肿甚,按之凹陷不起,腰酸,四肢厥冷,神疲乏力,面色㿠白,舌质淡,苔白,脉细无力。

83.治疗应首选

A.八正散

B.清肺饮

C.沉香散

D.济生肾气丸合真武汤

E.代抵当丸

84.若面部浮肿,表情淡漠,动作迟缓,形寒肢冷,可选用

A.右归丸

B.左归丸

C.大补元煎

D.五苓散

E.济生肾气丸

(85~88题共用题干)

患者,男,50岁。双前臂、双手背红斑基础上散在粟粒大小丘疹、丘疱疹及点状糜烂面,有明显浆液性渗出,边界不清,皮疹对称分

布,自觉瘙痒剧烈。

85.最可能的诊断是
  A.药疹
  B.慢性单纯性苔藓
  C.神经性皮炎
  D.急性湿疹
  E.脓疱疮

86.下列外用药物中最合适的是
  A.炉甘石洗剂
  B.油剂
  C.溶液湿敷
  D.气雾剂
  E.软膏

87.下列患者的注意事项中错误的是
  A.发病期间避免辛辣食物及酒类
  B.有鱼虾过敏者,忌食鱼虾
  C.勤洗浴,以防继发感染
  D.避免各种可疑的致病因素
  E.避免各种外界刺激,如搔抓等

88.经上述外用药物治疗1周后,红肿、渗液消失,此时最合适的外用药应选择
  A.继续使用原外用药不变,直至皮疹完全消退
  B.煤焦油制剂
  C.糖皮质激素软膏或糊剂
  D.角质剥脱剂
  E.硬膏

(89～90题共用题干)
患者,女,29岁,近2天外阴瘙痒,白带量多,色黄质稀,味臭。

89.根据症状,其最可能的诊断是
  A.滴虫阴道炎
  B.淋菌感染
  C.霉菌性阴道炎
  D.萎缩性阴道炎
  E.非特异性阴道炎

90.治疗应选用
  A.达克宁栓

B.甲硝唑栓
C.呋喃西林
D.龙胆紫溶液
E.红霉素软膏

(91～92题共用题干)
女患者,42岁,发现下腹部有一包块,时有疼痛,按之柔软,带下较多,色白质黏稠,胸脘痞闷。舌苔白腻,脉沉滑。

91.根据描述,本证的治法应是
  A.清热利湿,破瘀消癥
  B.活血散结,破瘀消癥
  C.理气化痰,破瘀消癥
  D.行气导滞,活血消癥
  E.益气养血,化瘀消癥

92.根据描述,治疗本证应选
  A.乌鸡白凤丸
  B.香棱丸
  C.开郁二陈汤
  D.桂枝茯苓丸
  E.加味逍遥丸

(93～94题共用题干)
女患者,产后5天,高热寒战,小腹疼痛拒按,恶露量较多,色紫暗如败酱,有臭味,烦躁口渴,尿少色黄。舌红,苔黄,脉数有力。

93.根据描述,其辨证应属
  A.血热
  B.血瘀
  C.血虚
  D.感染邪毒
  E.外感

94.根据辨证,治疗宜首选
  A.安宫牛黄丸
  B.解毒活血汤
  C.大黄牡丹汤
  D.清营汤
  E.五味消毒饮

(95～96题共用题干)

患儿,男,3岁。咳嗽痰多色黄,稠黏难咳,气息粗促,喉中痰鸣,伴发热口渴,烦躁,小便短赤,大便干结,舌红,苔黄,脉滑数。

95.治法是
　A.润燥止咳
　B.清肺化痰
　C.燥湿化痰
　D.宣肺止咳
　E.健脾化痰

96.治疗应首选
　A.二陈汤
　B.涤痰汤
　C.三子养亲汤
　D.桑菊饮
　E.清金化痰汤

(97～98题共用题干)

患者胞睑内生硬结半年,皮色如常,按之不痛,与睑皮肤不粘连。

97.最合适的治疗方法是
　A.热敷
　B.局部按摩
　C.点眼药水

D.手术切除
E.涂眼药膏

98.其辨证是
　A.痰湿阻结
　B.痰热阻结
　C.肝胆火炽
　D.热客肺经
　E.瘀血阻络

(99～100题共用题干)

某女,月经周期为32～35天,经行量少,色紫黑有块,小腹胀痛拒按,舌正常,脉细涩。

99.根据描述,其治法是
　A.温阳活血化瘀
　B.疏肝行气调经
　C.活血化瘀调经
　D.活血化瘀止痛
　E.活血行气止痛

100.首选方是
　A.失笑散
　B.金铃子散
　C.少腹逐瘀汤
　D.生化汤
　E.桃红四物汤

参 考 答 案

基 础 知 识

1. E	2. A	3. B	4. E	5. A	6. B	7. D	8. B	9. D	10. E
11. C	12. A	13. B	14. A	15. C	16. D	17. B	18. A	19. E	20. C
21. B	22. D	23. A	24. C	25. C	26. B	27. C	28. E	29. B	30. D
31. B	32. D	33. A	34. C	35. C	36. B	37. E	38. B	39. E	40. B
41. B	42. A	43. D	44. D	45. C	46. C	47. B	48. E	49. A	50. B
51. B	52. A	53. B	54. D	55. C	56. E	57. C	58. B	59. A	60. E
61. B	62. C	63. C	64. B	65. C	66. A	67. E	68. A	69. C	70. A
71. B	72. C	73. B	74. C	75. B	76. E	77. C	78. D	79. A	80. B
81. A	82. D	83. C	84. D	85. D	86. A	87. B	88. A	89. D	90. A
91. A	92. E	93. E	94. A	95. D	96. E	97. C	98. B	99. C	100. D

相关专业知识

1. E	2. A	3. D	4. A	5. E	6. C	7. C	8. C	9. A	10. C
11. A	12. C	13. A	14. C	15. B	16. B	17. C	18. A	19. B	20. A
21. C	22. A	23. D	24. B	25. C	26. E	27. B	28. C	29. C	30. B
31. E	32. B	33. D	34. E	35. E	36. C	37. A	38. A	39. E	40. C
41. A	42. E	43. B	44. D	45. D	46. D	47. D	48. C	49. D	50. A
51. E	52. D	53. A	54. D	55. A	56. D	57. E	58. D	59. B	60. C
61. D	62. B	63. E	64. B	65. B	66. E	67. B	68. A	69. D	70. E
71. A	72. B	73. E	74. A	75. E	76. D	77. D	78. E	79. A	80. E
81. E	82. C	83. C	84. B	85. A	86. B	87. A	88. D	89. D	90. A
91. E	92. A	93. C	94. E	95. A	96. D	97. D	98. E	99. B	100. E

专 业 知 识

1. C	2. E	3. E	4. A	5. A	6. D	7. D	8. B	9. A	10. E
11. D	12. A	13. B	14. C	15. B	16. E	17. C	18. B	19. C	20. C
21. C	22. D	23. D	24. E	25. B	26. D	27. D	28. B	29. A	30. C
31. B	32. E	33. A	34. B	35. D	36. C	37. B	38. C	39. E	40. D
41. C	42. A	43. B	44. A	45. C	46. D	47. B	48. D	49. A	50. B
51. B	52. C	53. B	54. C	55. C	56. B	57. A	58. B	59. B	60. D
61. A	62. C	63. D	64. C	65. D	66. C	67. B	68. D	69. A	70. B
71. D	72. C	73. A	74. D	75. E	76. B	77. A	78. B	79. A	80. B
81. A	82. C	83. A	84. C	85. B	86. E	87. A	88. C	89. A	90. E
91. A	92. B	93. E	94. C	95. D	96. C	97. E	98. D	99. A	100. C

专业实践能力

1. D	2. B	3. A	4. A	5. A	6. C	7. A	8. A	9. E	10. B
11. B	12. C	13. D	14. E	15. A	16. B	17. D	18. B	19. C	20. A
21. C	22. C	23. C	24. D	25. B	26. D	27. E	28. D	29. C	30. C
31. E	32. C	33. D	34. B	35. A	36. D	37. D	38. A	39. D	40. C
41. B	42. B	43. C	44. A	45. C	46. C	47. A	48. D	49. E	50. D
51. C	52. A	53. C	54. A	55. B	56. C	57. B	58. D	59. D	60. C
61. C	62. B	63. B	64. B	65. A	66. E	67. B	68. D	69. B	70. C
71. C	72. E	73. B	74. D	75. E	76. C	77. C	78. A	79. B	80. B
81. C	82. A	83. D	84. A	85. D	86. C	87. C	88. C	89. A	90. B
91. C	92. C	93. D	94. B	95. B	96. E	97. D	98. A	99. C	100. E